文化引领
医院高质量发展

—— 重庆大学附属肿瘤医院管理案例集

◉ 名誉主编　吴永忠

◉ 主　编　张　维　黄渐青

重庆大学出版社

图书在版编目（ＣＩＰ）数据

文化引领医院高质量发展：重庆大学附属肿瘤医院
管理案例集 / 张维，黄渐青主编. --重庆：重庆大学
出版社，2024.3
　　ISBN 978-7-5689-4291-1

Ⅰ.①文… Ⅱ.①张…②黄… Ⅲ.①重庆大学附属
肿瘤医院—管理—案例—中国 Ⅳ.①R197.5

中国国家版本馆CIP数据核字（2024）第003727号

文化引领医院高质量发展
—— 重庆大学附属肿瘤医院管理案例集
WENHUA YINLING YIYUAN GAOZHILIANG FAZHAN
—— CHONGQING DAXUE FUSHU ZHONGLIU YIYUAN GUANLI ANLIJI

名誉主编　吴永忠
主　编　张　维　黄渐青

策划编辑：张羽欣
责任编辑：张羽欣　　装帧设计：原豆文化
责任校对：刘志刚　　责任印制：张　策

重庆大学出版社出版发行
出版人：陈晓阳
社　址：重庆市沙坪坝区大学城西路21号
邮　编：401331
电　话：（023）88617190　88617185（中小学）
传　真：（023）88617186　88617166
网　址：http：//www.cqup.com.cn
邮　箱：fxk@cqup.com.cn（营销中心）
全国新华书店经销
印刷：重庆长虹印务有限公司

开本：720mm×1020mm　1/16　印张：13.5　字数：151千
2024年3月第1版　　2024年3月第1次印刷
ISBN 978-7-5689-4291-1　定价：88.00元

编写组

名誉主编 吴永忠

主　　编 张　维　黄渐青

副 主 编 吴　静　程风敏　杨　柳

参编人员（按姓名笔画排序）

丁　丽	王天航	王恩文	邓本敏	邓佳鑫
成晓娇	刘　达	刘海霞	刘翔宇	刘煜民
孙爱平	阳杭玲	严　伟	苏　淋	李　杰
李　雪	李春明	杨维斌	肖华成	吴　翊
吴范梅	余维倩	张　丽	张丹丹	张照莉
张静林	张蕴蕴	范吉忠	范雪佳	欧梦雨
罗　敏	周艳红	项　麟	赵玉兰	钟海玲
秦启后	袁美容	聂荣辉	徐灵莉	郭凯宁
唐　玲	黄光耀	黄丽君	梅　林	蒋　伟
蒋军军	景钟颖	游祖宏		

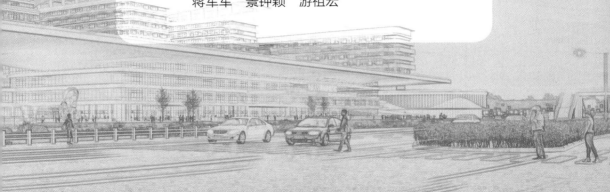

序言

—— 文化为医院发展 **铸魂**

重庆大学附属肿瘤医院始建于 1943 年。八十年前，战火纷飞、疟疾横行、民生艰难，国民党中央卫生实验院沙磁卫生实验区医院应运而生。创建伊始，群英担纲，金宝善、朱经农、张伯苓、张洪沅、朱章庚等先贤见证了医院的起步，陈志潜、胡延瑞等一批著名专家开启了医院的发展，医院为发展公共卫生事业、增进民生福祉作出了积极卓越的贡献。

建院以来，医院历经重庆大学医学院附属沙磁医院、西南军政委员会卫生部沙磁医院、重庆市第八人民医院、重庆市第二工人医院、重庆市肿瘤研究所、重庆市肿瘤医院、重庆大学附属肿瘤医院等发展阶段，始终与民族同命运，与国家共发展，坚守救死扶伤、防病治病的初心使命，为患者解顽疾，助健康之完美，享誉祖国西部。

随着卫生事业的发展和疾病谱的变化，为了应对恶性肿瘤这一威胁人类健康的"头号敌人"，医院于 1984 年改建为肿瘤研究所，踏上建设治理专科医院的道路。随着功能任务的调整，专业优势被重新定义，学科竞争格局不断演变，医院事业发展时有起伏。

对比过去的辉煌，为了重振昔日荣光，近十年来，肿瘤医院人奋起直追，苦心孤诣。2011 年，肿瘤防治中心外科大楼落成；2013 年，获批重庆市癌症中心；2015 年，开启"一网一链"肿瘤防治体系建设；2016 年，创立长江肿瘤学术会议品牌；2017 年，肿瘤防治中心内科大楼投用；2018 年，完成美丽医院建设；2019 年，回归重庆大学直属管理；2020 年，纳入国家癌症区域医疗中心委市共建；2021 年，新增肿瘤科获批国家临床重点专科；2022 年，重庆科学城院区正式开工。

回顾过去十年，医院的职工人数从 1217 人到 2517 人，海内外高层次人才云集；省部级以上科研项目从 1 项到 68 项，国家自然科学基金从无到 9 项，SCI 论文从 6 篇到 224 篇，频频引领行业发展；出院人次从 26707 人次到 98908 人次，手术台次从 7542 台到 17451 台，平均住院日从 13.82 天到 6.50 天，业务收入从 5.69 亿元到 25.56 亿元，设备资产总值从 1.65 亿元到 9.32 亿元，医疗服务能力与水平支撑起区域肿瘤防治事业发展。十年间，医院面貌焕然一新，医护人员朝气蓬勃，事业蒸蒸日上，底蕴与日俱增。

过去十年，是什么把全院干部、职工凝聚在一起，使其发扬自力更生、艰苦创业、团结协作、无私奉献的红旗渠精神，打赢了这一场翻身仗？纵览现代医院高质量发展史，这归结于医院文化的胜利。一个医院的文化，如同一个细胞，细胞膜是物质文化，如办公场地、资产设备等，是工作的基础；细胞器是行为文化，即人员在医院的工作呈现；细胞核是制度文化，即通过工作流程、规章制度固化工作要求；核仁是精神文化，即人员把制度流程内化于心，外化于行，自觉遵守，主动作为。文化，让志同道合的人集聚在一起，凝聚成团队，为医院高质量发展的共同目标而不懈奋斗。

赓续八秩薪火传承至今，医院提炼出"向善向上、尚德尚学"的精神文化核心，将从善、修德视为基本要求，将上进、学术当作前进动力，是引领医院高质量发展的灵魂。以此为基础，进一步拓展出党建文化、精神文化、管理文化、质量文化、服务文化、廉洁文化、小家文化和安全文化八大文化体系，在每个文化板块开启创新管理治理新篇，形成典型经验与管理案例，融入医院改革发展各个方面，成为激发医院高质量发展的内生动力。

编　者

2023 年 12 月

目录

CONTENTS

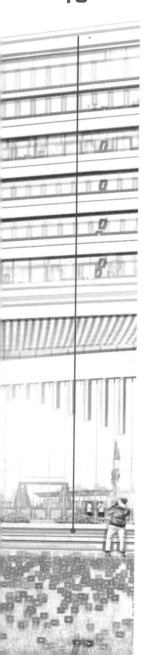

党建文化

01
医院高质量发展背景下
党建品牌体系的构建

党委办公室

近年来，按照《关于加强公立医院党的建设工作的意见》《国务院办公厅关于推动公立医院高质量发展的意见》要求，重庆大学附属肿瘤医院党委积极探索新时期党建工作新思路和新方法，以党支部标准化建设为抓手，着力推进"一支部一品牌"创建，有力提升党建工作围绕中心、服务大局的能力和水平，积极围绕医院发展主题、学科建设和"一网一链"肿瘤防治体系建设，结合创建实际，创新工作方法，提升党建业务工作实效，为推进医院高质量发展提供坚实的组织保障。

→ **建设背景** ←

● **面临的挑战**

在医院事业发展中，主观思想上重业务、轻党建等现象普遍存在。少数干部错误地认为医院是一个业务单位，其发展建设应以行政决策为主，党建工作是软任务、软指标，是虚幻的、形式上的工作，造成这项工作在文件中提得多，在行动上落实得少，出现以业务代替党建的现象，没有给党建活动赋予行业特色。客观实际中，由于医院医疗、科研、教学等工作繁重，党员集中难、活动组织难、思想动态掌握难，花在党建工作上的时间、精力较少。同时，院级层面也缺乏对党务干部系统、专业的培养计划。基层党员干部对党的理论学习不足，对新时期党建规律认识不足，研究不透，把握不准，不懂得如何结合业务实际加强党的建设，其理论水平、思想观念、创新能力等无法满足实际工作需要。以上情形造成了党建与业务融合不够、党支部发挥作用不显著、党建工作成效不明显等突出问题。

●● **形势要求**

◆ 1. 政策依据

2017 年，国务院办公厅印发《国务院办公厅关于建立现代医院管理制度的指导意见》（国办发〔2017〕67 号）明确要求，要"全面加强公立医院基层党建工作"；2018 年，中共中央办公厅印发《关于加强公立医院党的建设工作的意见》，就加强公立医院党的建设作出全面部署和安排，要求着力提升公立医院基层党建工作水平；

国家卫生健康委员会党组、中共重庆市委办公厅也相继印发《〈关于加强公立医院党的建设工作的意见〉实施办法》和《关于加强全市公立医院党的建设工作的实施意见》，明确提出新时代党的建设总要求首先是坚持和加强党的全面领导，应创建高质量的党建品牌，要结合医院历史文化、自身定位、志愿服务等开展"一支部一品牌"创建工作，营造良好的政策环境。

◆ 2. 理论依据

三圈理论构建了"价值""能力""支持"三要素分析框架，突出强调了领导决策与执行的相关性、价值判断的根本性与创新的重要性，丰富了现代领导科学的内容，只有三圈相交形成一个"耐克区"（图1），该政策才可得到有效执行，达到预期效果。按照三圈理论模型列出医院品牌创建的框架，价值圈包括医院"向善向上、尚德尚学"的核心文化、"红旗渠精神"的精神文化等；能力圈包括医院党委的坚强领导、执行团队的专业能力等；支持圈包括国家、省市级政策文件支持，全院党员、群众积极参与等。医院已形成自有的"耐克区"，

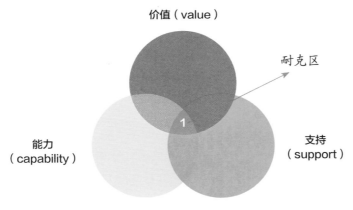

图 1　三圈理论

为支部品牌的创建创造了极好的条件。

通过三圈理论的分析可知，我院"一支部一品牌"创建活动位于三圈理论中的耐克区，即价值、能力和支持都具备的最佳决策或实施区，最有可能获得成功，因此应果断实施或扩大品牌创建活动。从实际来看，开展"一支部一品牌"创建活动，是深入学习贯彻习近平新时代中国特色社会主义思想主题教育、贯彻落实新时代党的建设总要求和新时代党的组织路线的实践要求，是健全上下贯通、执行有力的组织体系、制度体系和工作机制，是全面增强医院党组织生机活力的有力举措。

●●● 建设目标

通过开展品牌创建活动，密切结合各党支部和科室业务工作特点，努力培育党支部党建工作亮点、典型做法和成功经验，推进党建与业务有机结合，推动科室的改革发展，积极探索新形势下加强党建工作的新方法，探索发挥党支部的战斗堡垒作用和党员的先锋模范作用的新途径，逐步形成一批叫得响、立得住、传得开的特色党建品牌，为医院党建工作的科学发展起到一定的示范、引领和带动作用。

→ 建设过程 ←

● 组织架构及分工

医院党委全面领导，成立由党政主要领导任组长、其他党政班子成员为成员的品牌创建领导小组，开展经常性的指导检查，及时发现和解决品牌创建过程中存在的突出问题，帮助各支部提高品牌创建水平。领导小组下设办公室，由专职党委副书记任办公室主任，党办、纪检、宣教、工团等部门负责人为成员，具体负责品牌创建工作的方案制订、组织实施和监督检查等工作，同时建立分管领导具体抓、深入抓的责任体系，确保抓出成效。各支部成立品牌创建工作组，支部书记和科室负责人是品牌创建工作的第一责任人，支部委员协同推进品牌创建工作，组织支部党员、职工共同创建支部品牌。

●● 制度及资源配置保障

以党支部标准化建设有队伍、有制度、有阵地、有活动、有品牌、有平台、有业绩、有考评的"八有"建设为标准，将党支部阵地建设成思想教育的阵地、传授知识的课堂、职工政治学习的中心。制度上，为保障品牌创建活动的顺利进行，印发《开展"一支部一品牌"创建活动方案》《"一支部一品牌"验收工作方案》《党支部标准化建设实施方案》《党支部工作目标管理考核实施方案》《党支部委员待遇发放规定》等。党委拨付专款用于品牌建设，按照 200 元 / 人配备活动经费、15000 元 / 党支部建设支部阵地。配备党员活动室、学习加油站、电教设备等，全方位保障人、财、物的具体落实，促进品牌创建活动的顺利进行。

●●● 建设阶段

党建品牌采取动态调整机制，每 2 ～ 3 年对党建品牌进行验收与复核。

◆ 1. 品牌酝酿阶段

2018 年 3 月，各党支部认真总结、提炼支部工作的好做法、好经验，把成效显著、可塑性强、具有品牌发展潜质的党建典型确定为品牌培育项目。

◆ 2. 品牌申报阶段

2018 年 4 月，形成品牌创建实施方案和品牌创建申报表，要求思路不清晰、主题不突出、责任不明确、措施不健全、内容无特色、操作无载体的创建方案重新申报。

◆ 3. 品牌创建阶段

2018 年 5 月—2020 年 12 月，各党支部围绕"不忘初心、牢记使命"主题教育和医院"肿瘤防治体系建设—美丽医院建设年""党建规范年"开展品牌创建工作。

◆ 4. 品牌认定阶段

2021 年，医院党委对各党支部的党建品牌进行审核验收，对创建成功的党建品牌予以授牌和表彰、宣传推广，不成熟的党建品牌继续创建。

◆ 5. 品牌动态管理

2021 年以后，医院对党支部品牌实行动态管理。一是巩固提高。对已认定的党建品牌，按照新形势、新任务和新要求，每年年初重新完善创建方案，不断增加创建投入，丰富品牌内涵，创新品牌载体，扩大品牌影响，提升品牌价值。二是齐头并进。在巩固第一个党建品牌的同时，选择新的创建课题开展创建工作，实现党建工作亮点纷呈的效果。三是推陈出新。医院党委对党支部党建品牌每年开展一次复查验收，对不适应党建工作形势或不符合品牌要求的，及时摘牌，并重新确立党建品牌，始终保持品牌的先进性、代表性和示范性。

●●●● **实施过程**

党支部创建整体规划由党支部酝酿开始，认真规划，持续创新，不断反馈，党支部品牌创建总流程如图2所示。

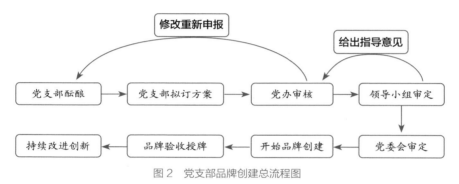

图2 党支部品牌创建总流程图

●●●●● **风险控制**

医院党委将"一支部一品牌"建设作为基层党建的重要内容纳入全院标准化建设的考核中，同时作为党支部年度综合目标考核及支部书记抓党建工作述职评议考核的重要内容。医院党委严把党建品牌审核验收关，采取"一查、一走访、一测评"的工作方式（"一查"即查看品牌整改提升计划表、工作开展情况、总结等相关资料；"一走访"即随机走访党员、群众，了解对本党支部品牌的评价；"一测评"即验收小组根据查看、走访的情况，进行考评），召开"一支部一品牌"现场展示会，对创建成效突出的党建品牌予以授牌和

表彰，并在全院范围内进行宣传推广，确保各党支部和党员参加品
牌建设的劲头不松、热情不减。

→ 典型案例模型 ←

● 鱼骨图分析

以放疗中心党支部创建"放心"品牌为例，运用鱼骨图进行案
例分析（图3）。

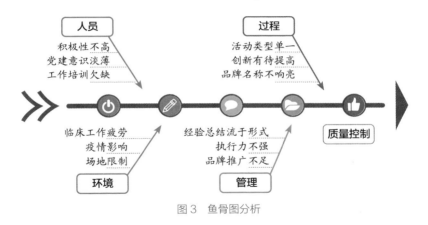

图3 鱼骨图分析

鱼骨图分析结果：在创建过程中遇到的问题包括临床业务繁
重、活动组织困难、活动形式单一、党建意识淡薄等。

●● 根据鱼骨图的分析结果 多措并举解决实际问题

一是树牢理想信念，严肃党内政治生活，开启"云端上""指
尖上"的党建模式；二是强化阵地建设，利用"八有"标准化建设，
加强党支部的日常管理；三是创新党支部品牌，响应国家"保基本、

强基层、建机制"的政策，结合医院"一网一链"肿瘤防治体系建设，放疗中心党支部创新升级"放心"品牌建设。

●●● 典型案例成效

放疗中心党支部凭借党组织优势，制订工作方案，打造西南地区精准放疗云平台，成效显著。支部党员根据工作要求主动到基层医院调研，对口支援人才设备，为基层医院建立规范化治疗流程和质控标准。充分利用互联网优势，由专家远程指导对肿瘤患者的治疗，降低线下就诊交叉感染风险。经过三年的努力，放疗中心党支部已成功打造出完整的以重庆大学附属肿瘤医院为中心，辐射西南地区基层医院的精准放疗云平台。截至目前，已完成远程会诊病例数千例，患者满意度超过 90%，大大提高了联合医院的放疗水平。

—→ 管理成效 ←—

● 制度成果得以巩固

"一支部一品牌"创建以来，形成了《党支部标准化建设实施方案》《党支部工作管理制度》《党支部台账资料参考目录》等制度文件，党支部 9 大类 17 小类台账更加规范，支部"三会一课"、主题党日等党内生活更有成效。成功地验收了一批有鲜明品牌名称、有形象品牌标识、有明确建设目标、有具体创建举措的支部品牌，形成了一系列特色工作举措。

●● 发展效益得以提升

医院的各项指标良性增长，2018—2022年，医院门急诊量增长37.91%，出院人次增长47.74%，住院手术台次增长47.74%，平均住院日下降38.14%，医院服务能力与行业影响力显著提升。患者来源覆盖全国31个省、自治区、直辖市，住院肿瘤患者中外埠患者占比27.16%，区域辐射能力不断增强。

●●● 学术成果得以展示

医院的创建经验多次在中国肿瘤学大会、管理论坛等做壁报交流。社会影响力增大，接待百余家单位进行党建交流学习，得到了行业认可、上级表彰以及中共中央组织部的调研肯定。

●●●● 品牌成效得以彰显

医院党委荣获"全国卫生系统党建品牌工程重庆秀"授牌、重庆市首批样板支部，放疗中心党支部现已是全国高校样板支部创建培育单位。品牌案例荣获第六季中国医院管理奖银奖，同时作为重庆市唯一案例入围并荣获中国现代医院管理典型案例。

→ 管理经验 ←

"一支部一品牌"的成功开展需切实做到组织领导要重视，以系统思维加强顶层设计，保障到位，做到人人肩上有担子、个个都是创建者；思想认识到位，有树立品牌理念，以改革创新的精神改进、优化党建工作；实施过程要清晰，摸清"家底路数"，做到实施过程列表化、图表化、精细化；重点难点要结合，重要路径是将业务工作的难点和党建工作的重点相结合；党员、群众要协同，联合行动增强党组织吸引力，达到创有动力、创有方向。下一步，医院党委将持续优化品牌管理机制，挖掘品牌特色，扩大品牌影响，持续加强基层党建与业务融合，用心、用情、用力全面推进医院高效能治理与高质量发展。

党建品牌的创建是一项系统性工程，是新时代党建工作的进一步深化。创建党建品牌，是加强党的先进性建设的重要载体和有力抓手，是党建工作理念、形式、载体、机制的一大创新，是对党建工作经验进行集中总结的一大提炼，也是党建工作组织设置、工作方式、活动内容等内在规律的一大提升，对其他医疗机构有一定的借鉴、参考意义，具有一定的推广价值。

02
"四轮驱动"全链条式干部管理体系的实践与探索

党委办公室

　　建立健全现代医院管理制度，推进健康中国建设和公立医院高质量发展，离不开一大批忠诚、正直、有担当的中层干部队伍。中层干部是医院战略的实施者和推动者，是医院领导班子决策的执行者，更是基层工作的组织者、管理者，影响着医院和学科的良性发展。构建科学规范的全链条式干部管理体系，有利于提升中层干部的管理水平和管理效能，有利于公立医院持续、健康、稳步的发展，但也是新时代组织工作的重点和难点。

➤ 工作背景 ◆

党的二十大报告指出，要把保障人民健康放在优先发展的战略位置，完善人民健康促进政策。作为三级公立医院，重庆大学附属肿瘤医院在健康中国战略中承担了预防、医疗、教学、科研等重要职责，必须积极适应新时代人民群众的健康需求。做好公立医院干部管理是坚持和加强党的全面领导、推动党中央决策部署贯彻落实的重要举措，是激励干部担当作为、促进事业发展的重要抓手。中共中央办公厅先后印发《党政领导干部选拔任用工作条例》《关于加强公立医院党的建设工作的意见》《推进领导干部能上能下规定》，对新时期干部选任、培养、考核等提出明确要求。《国务院办公厅关于推动公立医院高质量发展的意见》指出，坚持党管干部原则。医院党委要按照干部选拔任用的有关规定，制订实施医院内部组织机构负责人选拔任用的具体办法。

➤ 目的和意义 ◆

构建"四轮驱动"全链条式干部管理体系（图4），树立干部管理重在日常、贵在有恒的导向，探索拓展干部管理工作途径，把从严管理监督干部贯彻落实到干部队伍建设的全过程，提高干部管理规范化、科学化水平，引导中层干部履行好岗位职责，切实做到真管真严、敢管敢严、长管长严。

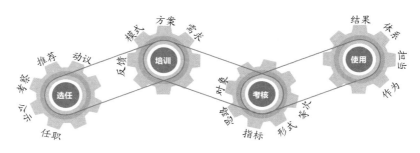

图4 "四轮驱动"全链条式干部管理体系

现状分析

医院是一个复杂的社会组织，医院管理是一门只有更好、没有最好的学问，对中层管理者也有更高的要求，不仅要懂得业务知识，还要兼备管理、心理、经济学等综合知识。而现有中层干部虽然学历层次较高，但主要来自临床一线专业技术人员，大多数缺乏专业的管理背景，对科室管理缺乏全局观念，普遍存在管理意识淡薄、管理艺术相对欠缺的情况。中层干部在选拔标准、岗位设置、聘任周期设置方面存在不合理，部分干部缺乏参与培训的主动性，缺少配套激励措施，考评作用不明显等问题仍然存在。

实施过程

● 完善选任机制　实现目标驱动

根据上级有关文件要求，结合实际，提前谋划，精心制订中层干部调整选拔方案，明确实施程序、选聘岗位需求、工作流程等重点内容，按照政治强、促改革、懂业务、善管理、敢担当、作风正的标准，扩大干部队伍"蓄水池"。

◆ 1. 坚持"党管干部"原则，严把"动议关"

充分发挥动议环节的把关作用，走好干部选拔任用的第一步。中层干部选拔任用由医院党委统一部署，第一时间成立工作领导小组，结合医院实际，摸查、构建科学合理的选人、用人"大数据"，构建现有中层干部队伍结构模型，通过分析研判，科学设置中层干部职数和职位，明确任职资格、人选范围及选拔程序。

◆ 2. 考核"德能勤绩廉"，做好"推荐关"

制订推荐方案，组成工作组，开展民主推荐工作。民主推荐包括谈话调研推荐和会议推荐，推荐结果作为选拔任用的重要参考，一年内有效。谈话调研推荐需提前向谈话对象提供谈话提纲、干部名册等相关资料，提出有关要求，提高谈话质量。会议推荐由医院党委主持召开推荐会议，提出有关要求，组织填写推荐表。

◆ 3. 科学有效识人察人，规范"考察关"

抓牢政治要求这条红线，政治素质考察是干部选任的重中之重。制订考察工作方案，由两名以上具有较高素质的人员组成考察组，坚持原则，公道正派，深入细致，如实反映考察情况和意见，并对考察材料负责，履行干部选拔任用风气监督职责。

◆ 4. 落实群众知情权监督权，落实"公示关"

医院党委会确定拟任用人选后，严格执行干部任用前公示。对拟任用干部在全院范围内进行不少于五个工作日的公示，公示内容真实准确，便于监督。公示结果不影响任职的，直接办理任职手续；

公示结果影响任职的，提请医院党委会审议。通过公示，认真落实职工、群众对干部选拔任用工作的知情权、参与权和监督权。

◆ 5. 增强干部使命感、责任感，设置"任职关"

新选拔任用的中层干部，试用期为一年。试用期满，经考核胜任现职的，提交医院党委会研究，同意后正式任职；不胜任的，免去试任职务。对决定任用的干部，由医院党委指定专人同本人谈话，肯定成绩，指出不足，提出要求和需要注意的事项。

●● 建立培训机制　实现差异驱动

加大干部的培养力度，强化理想信念教育、知识结构改善、能力素质提升，健全干部源头培养、跟踪培养、全程培养机制，让干部到疫情防控、服务一线等急难险重岗位锻炼，经受考验，增长本领，正确处理专家与管理者的身份关系，全面提升干部的领导力、执行力、协调力和自制力。

◆ 1. 充分调研，找准定位

设计调查问卷，开展深入调研，了解干部在管理工作中遇到的问题，以迫切需要提升的能力作为培训切入点；对干部队伍现状进行详细的数据分析，了解干部队伍的年龄、职称、学历、专业背景、岗位需求等信息，制订科学系统的培训计划；结合医院事业发展重心，确定项目定位，将医院需求、干部需求、管理需求融合后形成培训体系。

◆ 2. 顶层设计，完善机制

坚持"把党员培养成专家、把专家培养成党员、把党员专家培养成干部"的"三培养"模式，制订中层管理干部培训方案，充分利用融合发展共同体和"三联动"载体，健全常态化干部培训制度。根据医院的发展方向和实际情况，系统设计和策划年度培训主题，充分结合医院发展过程中反映出来的医、教、研、管等各领域的关注焦点，深入探讨主题培训内容。

◆ 3. 形式多样，目标导向

通过干部系列讲座、主题报告、专题讲座和管理论坛等丰富多彩的载体与形式，借助"中国干部网络学院""学习强国"等平台，全方位加强干部队伍的思想素质、品格修养、组织管理、专业技能、改革创新等方面的学习和教育。坚持"走出去学"与"集中培训"相结合，积极派驻干部在基层医院挂职、与兄弟单位交流、在上级部门锻炼，全面提升综合能力。

◆ 4. 效果反馈，及时评估

将培训效果与培训目标进行对照，评价培训目标能否实现，从部门、科室重点工作的完成情况，管理运营、文化建设等方面跟踪评估，评价培训效果。

●●● 健全考评机制　实现履职驱动

将 PDCA 循环（plan，do，check，action；计划，执行，检查，行动）理念运用到干部考核中，坚持考人与考事结合、奖优与惩劣结合、看结果与看过程结合，着力构建"1+9+5"履职考核体系，即一个考核方案、九条考核细则、五张考核结果表，充分发挥考核的"指挥棒"功能，引导干部干事创业、担当作为，为各项工作全面进步提供坚强保障。

◆ 1. 细分考核对象

根据医院管理模式及现代医院管理制度，采取分级分类考核的方式，细化不同岗位的考核内容，突出"可比性"。具体可分为临床科室、医技科室中层干部正职、副职，临床、医技科室护士长，行政职能部门中层干部正职、副职，党支部书记，工会群团，覆盖全院所有中层干部。

◆ 2. 明确考核思路

结合医院的重点工作，逐年更新干部管理考核方案，考核以政治表现、工作实绩、担当作为为重点，采取领导考核与群众评议相结合、中层互评相结合、平时考核与年终考核相结合、定量考核与定性考核相结合的办法，各层面分别赋予不同分值权重进行管理考核，最大限度地调动全院广大干部职工的积极性和创造性。考核实行百分制，通过动态跟踪管理，严格遵循公平、公正、公开、透明、注重实绩的原则。考核指标体系从德、能、勤、绩、廉五个维度进行设计，制订综合管理履职考核表，每个维度下设二级考核指标。

◆ 3. 细化考核指标

考核采取平时考核、年度综合考评的方式进行。平时考核由两部分组成，包括由医疗质量、医保质量、科研管理、教学管理、护理质量、目标考评组成的基础履职考核（80%）和综合管理履职考核（20%），按比例计算总和即为管理干部的平时考核得分。年度综合考评与平时考核成绩挂钩，同时注重中层干部综合目标责任制考核和述职评议，公开接受群众监督、民主测评，对全院中层管理干部进行年度履职情况的整体评价。

◆ 4. 创新考核方式

借助现代化信息技术，将干部考核植入办公自动化（office automation，OA）系统，分为平时考核和年度考核两个层面，从考核内容、考核人员、数据统计、进度查询等方面综合设计，涵盖医疗、医保、科研、教学、护理等各个板块内容，对考核数据进行全网化实时采集和分析，进一步提高干部管理的工作效率，真正发挥考核的作用，实现"一键式"考核。

◆ 5. 评定考核等次

干部身份类别、岗位类别分开排序，使干部的表现和在相关序列中的位次一目了然，确保公平、公正、公开。

●●●● 健全使用机制　实现激励驱动

通过建立健全激励机制，推动形成"能者上、优者奖、庸者下、劣者汰"的正确导向，同时加强对干部的政治关爱、工作支持、生活关心，为改革者负责、为担当者担当，有效提振工作精气神，为医院高质量发展提供坚实保障。

◆ 1. 科学合理运用考评结果

提升对干部考核程序规则的理解和运用，坚持事业为上、公道正派，从考核指标、考核方式、考核成绩、结果运用等全流程出发，将干部考核工作与组织工作"质量"管控结合起来，选树正面典型，发挥引领激励作用。例如，干部平时考核成绩，与干部个人管理绩效、奖励性绩效等挂钩；干部履职年度综合考评成绩，将作为中层管理干部选拔任用、评先评优、培养教育、激励约束、问责追责的重要依据。

◆ **2. 真心真情关爱年轻干部**

设身处地、真心实意，积极帮助年轻干部协调解决工作、生活中的实际困难和问题，以领导深入对口联系党支部、联系高层次人才、谈心谈话等多种形式加强对年轻干部的关心关爱，切实做到政治上充分信任、学习上热情指导、工作上悉心帮助、生活上关怀备至。

◆ **3. 创新思维改进使用体系**

通过科学选拔、严格管理、客观评价，进一步明确干部使用新体系，近距离了解、掌握干部的责任担当、能力水平、工作实绩、群众口碑，畅通推优渠道，坚持因事择人，建立常态化分析研判机制，及时把成熟的"好苗子"纳入动议范围，推动医院优秀年轻干部用当其时、用其所长。

——→ **管理成效** ←——

● **干部管理体系不断完善**

成功建立"四轮驱动"全链条式干部管理体系，形成《管理干部教育培训方案》《中层管理干部履职考核实施方案》《干部特定履职行为管理规定》等系列制度文件，进一步强化中层管理干部的履职意识，进一步改善组织纪律、工作作风，进一步提升职工对中层干部的认可度。

●● **干部结构不断优化**

2020 年以来，27 名党员同志走上新的管理岗位，医院干部年轻化、专业化、科学化水平逐步提升，现有管理干部 132 人，平均年龄 44 岁；硕士研究生及以上 66 人，占比 50%；高级职称 87 人，占比 66%。

●●● 社会影响得以扩大

近年来，我院接受多家兄弟单位参观并交流公立医院党建工作，分享医院干部管理工作经验及创新做法，进一步扩大了医院的社会效益。干部考核评价体系探索与实践获批科研项目一项，发表学术论文一篇，为相关研究者提供了有价值的参考依据。

—— 经验与展望 ——

"四轮驱动"全链条式干部管理体系构建以来，统筹推进干部选、育、管、用、评全链条式管理，有效调动了全院干部的工作积极性，提高了工作实绩，受到了领导、干部、职工、群众的高度认可，切实营造了"干事者有光、吃苦者吃香、有为者有位、无为者无位"的干事创业氛围，医院各项工作得到明显改善和增强，为推动医院高质量发展奠定了坚实基础。

干部管理是一项需长期研究和探讨的工程，在回顾性分析中，我们发现还存在后备年轻干部体系建设不够完善、干部培训形式不够灵活、信息化程度不高等问题，后续应深入探索干部管理新模式，积极引入大数据理念和信息手段，进一步提高管理信息化水平，实现动态管理。

03
全过程质量管理
在医院决策体系的运用

院办公室

步入新时代，医院高质量发展不断强化，医院的发展是事关国计民生的大事，在这种形势下，加快建设健全现代医院管理制度、完善医院领导决策体系、加强决策过程质量管理势在必行。而决策贯穿医院管理全过程，质量管理又贯穿决策全过程。

➝ 工作背景 ⬅

中华人民共和国成立以来，我国公立医院的决策体系经历了几次重要变更。1957年12月召开的全国医院工作会议提出了实行"以党委（支部、总支）为核心的集体领导下的分工负责制"。1982

年 1 月，当时的卫生部发布了《全国医院工作条例》，明确规定"医院实行党委领导下的院长负责制"。1985 年，国务院批转卫生部《关于卫生工作改革若干政策问题的报告》，指出："各级卫生机构要积极创造条件实行院（所、站）长负责制。"在以经济建设为中心的大背景下，医疗卫生事业缺钱、缺管理人才、缺技术人才、缺大型设备，和国际卫生水平差距甚远。需要杰出的管理人才脱颖而出，以院长的主观判断的决策让医院获得快速发展，为社会提供服务。

2017 年 7 月，《国务院办公厅关于建立现代医院管理制度的指导意见》，就"建立现代医院管理制度，健全医院决策机制"作出具体部署。公立医院是医疗服务的主体，建立健全内部管理机构、管理制度、议事规则及办事程序等相关制度，实行民主管理和科学决策，是医院运行效率优化的根本保障。2018 年 6 月，中共中央办公厅印发《关于加强公立医院党的建设工作的意见》，明确提出公立医院实行党委领导下的院长负责制。同年，国家卫生健康委员会党组印发《〈关于加强公立医院党的建设工作的意见〉实施办法》，针对公立医院党的建设各项内容进行明确、细化。

当前，公立医院全面实行党委领导下的院长负责制，按照国务院办公厅和中共中央办公厅的两个意见，公立医院决策体系包括党委会、院长办公会、专业委员会、民主管理四个层面。如何使医院的各种决策能够规范、科学、高效？如何将决策权力纳入制度的笼子，并充分发挥好四个层面决策权的相互补充、相互制约作用？如何最大限度地保证决策的质量与效率并支持医院的健康运行，为群众提供更加优质便捷的医疗服务？基于以上背景和契机，医院开始探索全过程质量管理在医院决策体系的运用。

→ **实施路径** ←

通过规范决策程序、调整组织架构、完善管理体系、明确部门职责、建立考核体系、修订决策机制等，提高决策的科学性、规范性，降低权力运行风险；提高决策执行效率和执行透明度；医院党委领导下的院长负责制、现代医院管理制度、民主管理有机融合。

● **规范决策程序　完善管理体系**

坚持党的全面领导，制订医院章程，规范决策程序，建立运行机制，优化内设机构，明确职责任务。明确医院党委的主要职责，贯彻领导制度改革，充分发挥医院党委的督导引领作用。坚持党的全面领导，保证改革道路方向的正确，在思想引领方面不断进步。医院印发《建立健全现代医院管理制度试点工作实施方案》，医院党委注重党的建设与医院中心工作相结合，设置党务群团、行政职能部门、临床医技科室，建立了决策评价、执行决策、督导执纪和辅助决策四大管理体系。

●● **明确部门职责　加强科间协作**

进一步修订行政职能部门和党群组织的工作职责，同时，为深入推进部门间的联合联动，加强科间协作，在重要工作领域形成工作合力，建立医院运行三联动、院感三联动、纪检三联动、党建三联动、安全三联动、人才三联动等联动机制，形成常态化联动工作机制。医院党委注重党的建设与医院中心工作相结合，设置基层党支部，采用丰富多彩的形式丰富党支部工作，提出合理化建议，将党建工作与业务深度融合。经过几年的发展，医院的基层党支部不断完善，通过医院党代会明确医院党委总体发展方向。

●●● 修订决策规则　优化管理机制

医院实行党委领导下的院长负责制，分设党委书记与院长岗位。自 2019 年以来，医院每年修订《党委会议事规则》和《院长办公会议议事规则》，建立"党委书记和院长沟通协调制度"，医院党委发挥引领作用，通过集体领导和个人分工负责相结合的制度全面领导医院工作。医院内部涉及医、教、研、管等重要事项的处理和决策由院长办公会研究商议，将结果交由院党委研究讨论，部署落实。医院整体工作由党委书记统筹指挥，同时在遵守法律法规的前提下，坚决支持院长独立负责行使职权。"三重一大"事项必须召开"党委会"集体研究决定，按照流程、步骤、原则讨论决定"三重一大"事项，即集体领导、民主集中、个别酝酿、会议决定四个原则，确保各类工作在党的基本理论、路线、方略、纪律和国际法律法规范围内进行决策，保证决策合法、合规。院党委在落实"党委书记和院长沟通协调制度"工作中，创新开展医院发展规划与运营管理。

事项汇报会议，在召开党委会、院长办公会前研讨有关医院"三重一大"等有关事项，并提出可行性方案，供党委会和院长办公会决策，在会议研究、制订、部署和落实重大事项前，必须及时沟通，获得理解支持。

●●●● 建立考核体系　加强质量控制

全过程质量管理体系强调决策前的评估与决策后的反馈，在"前期认知—决策转化—实施反馈—再认知—决策转化—实施反馈"过程中实现决策全流程的风险控制，提高医院决策水平与决策效果。将意识形态、科间协作、文件落实、首问负责、不良事件等纳入部门月考核和年考核。建立指导监查体系，推进新的制度落地。

事前科学论证。把牢议题前置审查关，作出重大事项决策前提请专业委员会讨论，作出职工利益决策前提请职代会通过。重视议题撰写，开展专项培训。事后有效落实。一周内下达书面决议，一个月内反馈执行情况，涉及多部门时，由牵头部门负责决议，执行协调、沟通及跟踪。每个月督办决议执行情况，党建三联动工作小组定期督查。对于已完成的决议，记录归档；对于部分完成的决议，备注原因及预计完成时间，跟踪进度再反馈；对于未完成的决议，备注原因，反馈问题情况，协调解决。决策质控理论模式如图 5 所示。

—→　经验分享　←—

● 决策范围与边界

党委会是党委全面领导，院长办公会是院长在一定范围内依法

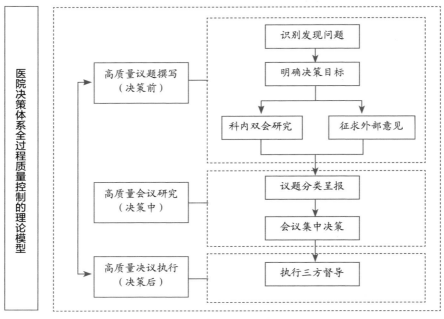

图 5　决策质控理论模型

独立行使职权，专业委员会对医院重大决策实施前置论证评估，职工代表大会是实现民主管理的重要途径。

●● 决策主责与底线

针对党政一把手管理决策中责任不清的问题，应划清在医院管理决策中的主责与底线。院长和党委书记承担医院管理中的主体责任，党委书记是医院的最后一道党性原则防线和最后一道道德底线。

●●● 主动与必须原则

"两个主动"原则，即党委会前，党委书记主动与院长沟通；院长办公会前，院长主动与党委书记沟通。"三个必须"制度，即党委会、院长办公会前，围绕议题必须沟通；重要干部选拔任免前，党委书记、院长、纪委书记、分管干部人事的领导必须沟通；重大紧急任务需要紧急决策而来不及召开会议时必须沟通。"两个主动"原则与"三个必须"制度解决党政一把手沟通制度落地问题。院长与党委书记及时有效的沟通是确保党委领导下的院长负责制能否顺利实施的关键点。

●●●● 议题前置保规范

在新时代公立医院党委"把方向、管大局、做决策、保落实、促改革"作用前提下，确保重大决策事项能够及时形成规范决策。

●●●●● 执行反馈与监督

我院通过反馈与督查，较好地推动了行政职能部门的执行力，尤其是多部门协同项目的执行效率；通过定期执行分析，能够发现全院执行体系的状况，并发现行政管理中存在的问题，予以优化。

—→ 运用与评价 ←—

决策前，运用调查研究和科学论证、听取职代会工作意见、协商相关科室征求意见、科室支部双会研究讨论、专家委员会咨询或论证、人事任免征求纪委意见、风险评估和合法合规性论证等手段，助力科学决策。例如，制订《薪酬制度改革内部分配方案》的过程中，相关部门多次学习讨论，全院征求意见修改方案，党委会审议后提出修改意见，职代会常委会审核，最后经党委会审定发文。2022年，为了研究决策学科建设"双板工程"，院领导带队召开专题调研会10场，各职能部门与临床科室打磨工作方案10个，党委会召开专题会议6次，研究8个科室双板工程，形成5个工作方案；2023年，我院开展"回头看"工作，督查建设成效。

通过实施全过程质量管理，我院完善了现代医院管理制度，成功地构建了符合新时代公立医院党的建设要求的决策体系。收集并整理现代医院管理制度（共收录13个板块、103个制度），编印成册。通过实施全过程质量管理，我院高分通过相关考试。2018年，我院内部控制建设工作以95.5分的高分通过市财政局评审；2019年和2020年，我院内部控制自评均为优；2021年，引入第三方事务所对我院内部控制单位和业务层面开展风险评估，取得良好成效。通过实施全过程质量管理，我院经受各种政治考验，获得各方的高度评价。2022年，我院迎接并完成大型医院巡查、重庆大学巡视、教育部专项督查、中央巡视延伸调研等。实施全过程质量管理，净化医院的政治生态，营造良好的发展氛围。

→ 工作展望 ←

全过程质量管理在医院决策体系中的运用是一项新的政治课题，需要从思想、政治、体制等多个方面解决。我院自开展全过程质量管理以来，取得了一定经验与成绩，但与国家和个人的期盼还存在一定的差距。如何将标准化指导思想贯穿医院的领导机制、解决当前问题、实现医院高效发展？一是不断完善清晰、权责分明以及系统性、协调性、综合性强的实施方案及落实到人的责任制度。二是重视监督与考核机制的结合应用，通过多种途径加强宣传、引导，建立独具医院特色的自身文化。三是充分利用现代信息技术和"互联网+"，打造全流程、全覆盖的精益化管理系统，加速与世界接轨，保持医院未来可持续发展的生机与活力。

精神文化

01
"美丽医院"模式的探索与实践

/

后勤部

医院把"向善向上、尚德尚学"作为核心精神文化，把"自力更生、艰苦创业、团结协作、无私奉献"的红旗渠精神作为应景精神文化，解决了许多长期想解决而没有解决的难题，办成了许多过去想办而没有办成的大事。以"美丽医院"建设为例。面对院区多年来建筑道路破旧不堪、功能布局杂乱无序的状况，全院职工群策群力、夜以继日、攻坚克难，八个月完成了常规需要五年时间才能完成的建设工程，快速实现了医院服务能力提档升级。

医院（hospital）一词来自拉丁文，原意为"客人"。医院设立之初为供人避难之处，备有休息间，使来者舒适，有招待意图，后来才逐渐成为满足人类医疗需求、提供医疗服务的专业机构，主要收容和治疗患者。

→ **建设背景** ←

重庆大学附属肿瘤医院创建于 1943 年，位于沙坪坝区核心地带，囿于历史现状，用地面积严重不足，业务区占地面积仅 37 亩（1 亩约等于 666.667 平方米），建筑总面积 11.05 万平方米，已基本无法再继续进行扩建。加之院内建筑分布凌乱，外立面破旧不堪，各类电管线纵横交织，地下排水管网年久失修，雨污分流难以实现。外科楼消防环道长期未形成，院内人车混行，主要道路交通不畅，巷道、步道和便道等破损凌乱，小摊商贩混迹于此，极大地影响了医院的整体形象和诊疗流程。让医院美起来，已经到了刻不容缓的地步。

→ **建设实践** ←

● **主动作为**

2017 年年底，医院主动求变，将"美丽医院"建设确定为 2018 年医院的发展主题。同年，重庆市卫生健康委员会出台《重庆市"美丽医院"建设实施方案》，将其作为落实保障和改善民生行动计划、城市提升行动计划以及环保攻坚战的具体举措，改善就医条件和医务人员工作环境，提升医院形象和医疗服务品质，为患者看病就医提供更加优质方便的服务。本次建设以智慧、效率、效果、质量、安全为根本出发点，以排除隐患、完善功能、优化布局、美化环境为基本目的，从道路、利旧、内装、外装、绿化、标识、文化等方面全方位统筹考虑，全力打造环境美、服务美、人文美的"三美"环境。

●● 匠心设计

面对业务运营、工期紧迫、遍地开花、安全风险等重大挑战，医院经过多次探讨和精心布局，因地制宜，采用"小而精致、旧而整洁"的风格，体现"庄重、大气、文化"的设计理念，通过保留现有业务用房、优化建筑使用功能、提升内部交通能力、重塑建筑外立面、规整室外环境、设置内涵文化设施等方式，使其适应现代医疗业务需求。整个项目主要包括医院建筑外立面及室内改造工程和医院景观道路综合改造工程两大核心板块，综合利用长假、周末等时机，在全面保证施工安全的前提下，严格执行项目周期计划，最终用八个月的时间完成"美丽医院"改造，创造了奇迹。

●●● 打造精品

◆ 1. 优化院区环境

通过大量土石方施工，彻底改变院区地貌。整合零碎地块，在业务核心区打造一个有气场的门诊广场，与国医馆、内科医技楼、外科楼无障碍连接，老院区一下就变得洁净、清新、安静、舒适，体现医院文化传承，彰显医院品位与内涵。打通行政楼的下穿车道建设，构成南北方向交通干道，优化内部交通，有效解决内部拥堵问题。

◆ 2. 提升利用能力

原本废弃的地下人防建筑给医院施工带来不利影响，集体智慧后决定变废为宝，改造成为医院南北地下通路，布设地下电力电缆、给排水管道、信息通信管线，实现管线入地。妙笔生花的方案将外科楼地下污水直排能力提高 90% 以上，极大地提升了地下机房安全保障。

◆ 3. 利旧出新创新

重新建设后的门诊楼外观稳重雄浑，大门挺立居中，内部设施全部翻新，以门诊行政楼的崭新身姿华丽重现。高挂的"重庆大学附属肿瘤医院"述说着回归重庆大学的肿瘤医院人共同的心声。医院为配合国家区域中医诊疗中心建设任务，将原放疗病房打造成国医馆，旧貌换新颜，建筑风格契合中医特色文化，优化楼层布局，让患者就诊更加舒适。

◆ 4. 整合平台服务

"美丽医院"建设不间断、系列化的改造，实现了医疗资源的有效整合，形成医院核磁共振中心、影像检查中心、放射治疗中心、体检筛查中心、医保和病案办理平台等，碎片化的资源得以集中和优化，为医务人员和患者创造便利高效的工作和诊疗环境。

●●●● 传承"红旗渠精神"

医院"美丽医院"建设充分展现了"自力更生、艰苦创业、团结协作、无私奉献"的红旗渠精神，充分诠释了肿瘤医院人在前进道路上战胜各种困难和挑战、不断夺取新胜利的强大精神力量和宝贵精神财富。发扬"干"字当头，"实"字托底，"敢"字支撑，实干苦干加巧干，没有条件创造条件也要干的传统，是重庆大学附属肿瘤医院特有的核心文化与精神力量，更是"红旗渠精神"在肿瘤医院的新时代体现。

→ 美丽的持续演绎 ←

2018 年年底，医院实现涅槃重生，形成环境美、人文美、服务美的"三美"建设体系。但肿瘤医院人有着自己更高、更远的追求，不断挖掘和延伸医院"美丽"内涵，进一步提升医院品牌文化，持续推进"美丽医院"建设步伐。

● 环境美升级

2018 年以来，医院相继建成 PET/CT、TOMO、EDGE、回旋加速器、3.0T 核磁共振、高端双源 CT 等十余个大型医疗设备机房，打造高端复合手术室，引进"达芬奇"手术机器人等高端设备，医学装备全面提档升级，肿瘤诊疗服务能力进一步提高，医疗环境水平得到极大提升。此外，医院采取持续改善院区交通路况、解决老旧建筑安全隐患、提高职工办公环境等措施，让医院环境更加整洁、美丽、安全。

●● 服务美升级

医院陆续建成综合信息、患者服务、放疗管理、远程诊疗、后勤"一站式"服务等智慧化平台，建成资源运营管理系统及临床大数据中心。整合、运用各类平台，极大地简化服务流程，优化办理手续，提升医治效率，为大众提供方便。通过招标采购等方式，引进更多优质的服务合作单位，全面提升医院保障服务水平和能力，为患者和职工提供更好的服务。实施家属区环境改善等行动，为群众办实事，解决历史遗留问题。

●●● 人文美升级

医院因地制宜，精心打造核心文化墙、院史馆、电视台等特色品牌，赋予"美丽医院"建设新时代内涵。医院构建了以党建、管理、质量、安全等为基础的八大医院文化体系，创新职工之家建设，创新科室融合发展模式，立足"医院以服务患者为中心，职能部门以服务临床为中心"，开展职能部门与临床医技科室对接，推动全面融合发展，解决临床医技发展中的问题。医院邀请院内肿瘤防治专家参与肿瘤相关科普节目录制并通过媒体向大众宣传，体现"大医精诚，医者仁心"的人文理念。

→ **成效与经验分享** ←

● **成效分享**

　　重庆大学附属肿瘤医院于2018年获评重庆市首批"美丽医院"称号，2021年和2022年先后获得"首届'蓝源杯'全国医院节能领跑示范单位"和"第五届中国最美医院"等称号。2020年，医院成功创建第一批重庆市节水单位，充分发挥示范引领作用。2021年，医院作为重庆市"十三五"公共机构节约能源资源工作暨节约型机关创建工作唯一的医疗机构代表，接受国家机关事务管理局公共机构节能管理司的实地评估。2022年，医院完成污水处理站"花园式"升级改造。经过不断探索前行，"美丽医院"建设由最初简单的环境和设施改造向着低碳环保、节能降耗可持续性发展迈进。医院建设得到了社会的肯定，医院满意度得到了群众的认可。

●● **经验分享**

　　在最美医院建设过程中，医院管理者应该关注什么？在运营管理中应该注重什么？开展"美丽医院"建设首先要做好顶层设计，明确建设的目标和定位；其次重视设计管理，设计必须满足医院学科建设的目标；再次严格施工管理，对重要的工期等节点进行重点督导，保证安全和进度；最后精确成本控制，即基于审计下的工程款项合理控制。在"美丽医院"后期运营管理中，第一，要做到注重全面服务，医院除了给患者躯体提供治疗，还需要给患者提供心理、社会、精神等各方面的支持和服务；第二，注重系统持续改进，包括结构和流程的持续改进；第三，注重团队合作，通过行政后勤和临床医技科室的融合,促使临床医技和行政后勤的相互理解、支持，形成合力，更好地为患者服务；第四，注重临床科研，临床与科研相互促进，将研究成果运用于临床；第五，精细化管理，包括精准的成本核算管控、精益的运营管理、精确的信息化支撑、精细的后勤保障。

→ 展望未来 ◆

到 2023 年重庆大学附属肿瘤医院已成立 80 周年，医院依然年轻并拥有梦想。老院区已完成脱胎换骨的改造，新院区正有条不紊地建设。重庆大学附属肿瘤医院将积极实施健康中国行动，努力构建肿瘤防治共同体、实施"一网一链"战略，建成涵盖"肿瘤登记、科普宣传、预防筛查、规范诊疗、康复管理"的完整服务链，形成以我院为龙头、二级医院为枢纽、基层医疗机构为基础的相互协作、上下联动的肿瘤防治新格局。医院未来建筑遵循"以人为本、科学管理、绿色生态、可持续发展"的原则，从绿色建筑向健康建筑发展，依靠科学发展和信息手段，为患者提供个性化、私密化诊疗服务，医院运行追求更加精细化、专业化的保障。

管理文化

01
协同视角下的
医院管理机制创新实践

院办公室

→ 项目背景 ←

2017 年 7 月，国务院办公厅印发《国务院办公厅关于建立现代医院管理制度的指导意见》，就全面深化公立医院综合改革，建立现代医院管理制度作出部署，明确提出"实现医院治理体系和管理能力现代化"的目标要求。2018 年 12 月，国家卫生健康委等六部委联合印发《关于开展建立健全现代医院管理制度试点的通知》，重庆大学附属肿瘤医院成为 148 家试点工作单位之一。2021 年，国务院办公厅印发《国务院办公厅关于推动公立医院高质量发展的意见》，强调以建立健全现代医院管理制度为目标，强化体系创新、技术创新、模式创新、管理创新，运行模式从粗放管理转向精细化管理。通过国家层面一系列文件要求可以看出，创新医院管理模式已成为公立医院高质量发展的重要内容。

我国公立医院具有典型的科层组织特点：明确的劳动分工，严密的等级制度，严格的规章体系，理性且非人格化、契约式的职业制度。科层组织通过等级制和专业性实现管理目标，但也导致组织缺乏适应性和灵活性，随着医疗改革工作的深入推进，公立医院面对的内外部环境动态且复杂，对内部管理提出了更多的要求。而公立医院自身职能具有多元化特征，例如，在医疗服务职能外，还要完成教学、科研、公卫、运营等工作目标。职能多元化造成了内部管理协同目标的多元化，医院内部各要素部门的互动更为复杂，对工作目标的利益需求也各不相同。因此，公立医院要实现内部管理的协同发展，很难依靠各要素之间的沟通自发形成，需要形成强力、长期、稳定的工作机制，实现统合全局、协调各方、稳定发展的目标。

→ **理论方法** ←

● **理论依据**

本专项工作分析基于管理协同理论框架。协同理论认为系统能否发挥协同效应是由系统内部各子系统或组分的协同作用决定的，协同得好，系统的整体性功能就好。在管理学中，协同的概念主要是指个体、部门、组织或单位为实现同一个任务目标，相互之间配合协作，完成个体、部门、组织或单位无法完成的任务（图6）。医院在既有"直线—职能"管理框架下，架设跨部门协同工作机制，通过创建医院"融合发展共同体"工作模式，打破资源（人、财、物、信息、流程等）壁垒，使医院转型高质量发展模式成为可能。

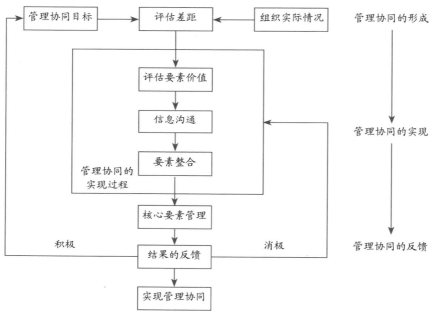

图6　内部管理协同模型框架

如图7所示，医院期望通过"融合发展共同体"的工作机制提升工作效率，首先需要评估现行运行情况与管理期望目标差距，结合年度发展主题制订工作方案，通过一系列培训强化信息交流，实现对内部离散元素的统一，使组织整体向管理目标有序前进，推进效果由绩效管理部门评估反馈，完成协同管理闭环。

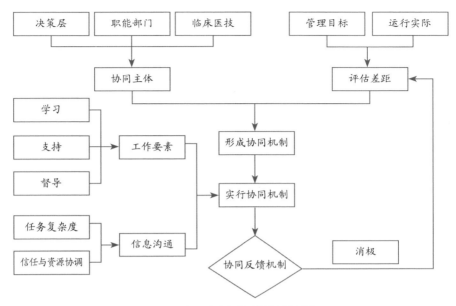

图 7   公立医院内部管理协同分析框架

●● 效果评估

为实现管理闭环和实施效果评估，医院成立"融合发展共同体"督导小组，下设办公室挂靠在医院质量管理部，每月对职能部门"融合发展共同体"专项工作开展现场检查。小组通过深度参与融合科室学习交流会、抽查临床医技科室职工重要文件知晓率、了解科室反馈问题协调解决效率等多种维度进行考核打分，并将该考核纳入职能部门月度质量考核范畴和月度绩效考评。最终的考核结果由医院"融合发展共同体"领导小组综合审定，督导考评结果与职能部门年度综合目标考评挂钩，考核结果作为科室、个人评先选优的重要依据。为确保"融合发展共同体"工作机制协同效用，必要时，职能部门和临床医技科室的考核结果互相挂钩。

→ **项目实施** ←

公立医院作为特殊的社会组织，不同于政府和企业具备单一化的任务目标，需要同时满足经营性目标与公益性目标。在医院内部建立起完善的组织网络，形成长期稳定的工作机制，扩大临床医技科室与职能部门之间的沟通与交流，使组织分工明确、标准清晰、目标一致，如此才能提高医院医疗服务能力和整体效率。重庆大学附属肿瘤医院自 2020 年 3 月起，在全院范围内开展"医院融合发展共同体"专项工作，构建跨职能组织机构，通过职能部门与临床医技科室的结对共建，使用"学习、支持、督导"三种主题方式，采用支部建设、廉政建设、工作协调、督导落实、非医疗事务处理及其他个性化服务等六个工作形式，促进职能部门、临床医技科室间横向沟通的"多循环"，实现内部资源的快速流通，有效促进医院实现高质量发展目标。

● **基本架构**

组织若要良性发展，就需要管理系统内各子系统内部及子系统之间能够协调配合，共同围绕任务目标协同运作。为固化协同工作机制，医院根据业务工作的实际需要，统筹安排职能部门结对临床科室，联系医技科室，由院领导联系部分融合发展工作（图 8）。

●● **机制内涵**

在工作实践中我们发现，临床医技科室往往认为自己与职能部

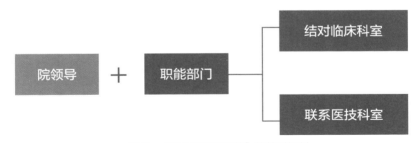

图 8 "融合发展共同体"的结对机制

门在业务上没有深刻联系，彼此具有不同的职业发展道路、交流习惯和上下级从属关系，存在着"我们与他们"的意识区别。当组织中出现如此明显的分隔关系时，组织内部各要素的协同就难以实现。如果能够建立联系（横向＋纵向），强化交流渠道，就能在部门间建立起相互依存的关系，由此产生合作。为此，医院通过"融合发展共同体"机制在职能部门与临床医技科室建立联系渠道，通过"学习、支持、督导"三方面工作强化信息与资源的交流。

◆ 1. 学习

共同的三观具有凝聚作用，相互学习可以促使部门间达成协同共识，为跨部门协同主体打造统一的管理共识。"融合发展共同体"机制一方面督促职能部门下沉科室，通过参与临床部门晨交班、质控会议、共同学习制度文件等方式积累专业知识，努力融入临床医技部门的工作氛围；另一方面，鼓励临床医技部门学习职能部门内部管理，了解管理知识和行政管理规范。职能部门与临床医技科室双向学习，消除误解和隔阂，增进部门间的信任和协同意愿。

◆ 2. 支持

管理协同理论认为系统内部各子系统或组成分之间同向合作、

相互配合，可以减少或避免内耗，提高相关要素和相关系统在协同工作中的工作效能，从而产生互补效应，使系统功能放大。"融合发展共同体"机制提供部门间协同路径，使职能部门可以结合自身工作实际，帮助临床医技科室协调非医疗业务问题，减少临床医技科室非业务工作精力消耗。对于非自身职能范围的问题，结合职能部门间的横向联动工作机制（如医保—财务—物价联动）进行解决，以此加强管理资源的横向流动，提升整体工作效能。

◆ 3. 督导

组织的战略规划决定着发展的方向和重点，在具体的管理活动中，始终有各种内外部变量影响规划实施，通过建立适当的工作机制加强内部协调，可以促使组织按照设想的有序化状态发展。"融合发展共同体"机制将职能部门嵌入临床医技科室，使跨部门组织结构进一步扁平化，再通过一系列督导任务，督促临床医技科室做好党支部标准化建设、党风廉政建设、行业作风建设、医疗质量改进等工作，将医院管理层意志下沉，减少信息失真和变形，确保整体运行有序高效。

临床科室和医技科室开展工作的重点不同，临床科室作为结对部门，需要完成"学习、支持、督导"三方面工作；医技科室作为联系部门，重点接受督导工作。

●●● **创新发展**

"融合发展共同体"是一个不断演进的协同机制，可以有效地结合组织的短期目标。在具体实施中，可以分为以下三个阶段。

第一阶段：打基础，建机制。2020年，在工作开展的初始阶段，各职能部门通过与临床医技科室的积极沟通，形成符合部门自身特点的融合发展工作方案；同时广泛开展临床支援工作，充分发挥自身的特长优势，协助临床医技科室缓解非业务工作压力，形成了融合发展工作的单循环。

第二阶段：转观念，全覆盖。2021年，在前期工作的基础上，"融合发展共同体"专项工作逐步由行政支持临床的"单循环"逐渐向临床、医技、行政之间互帮互助的"多循环"转变，通过临床、医技、行政结对，加强科间交流学习，促使临床医技科室了解职能部门内部管理，学习管理专业知识和行政管理规范，提升科室管理能力。

第三阶段：抓重点，求突破。2022年，在坚持双向融合的基础上，创新"医院融合发展共同体"形式，建立院领导联系融合发展工作新路径，构建垂直沟通渠道，拓宽工作联系维度，构建医院管理"大循环"。同时，医院开展学科发展"双板工程"，旨在凝练优势学科发展方向，补充弱势学科不足。2022年3—6月，院领导按照"融合发展共同体"机制路径，带领职能部门前往结对临床科室调研19次，召开专题会议5次，目前已对肝胆胰肿瘤中心、妇科肿瘤中心、泌尿肿瘤科、头颈肿瘤中心、胃肠肿瘤中心学科方向进行了讨论，并形成了发展方案。

→ **实施保障** ←

● **项目决策层次**

医院"融合发展共同体"是经医院办公会、党委会多次讨论，广泛征求意见，在医院内全面开展的专项工作。其根本出发点是加强公立医院党的建设，建立现代医院管理制度，提高决策科学性，增强医院核心竞争力，提升医院治理体系和治理能力现代化水平。为固化制度成果，2022 年，医院成立融合发展委员会，负责讨论、研究医院重要发展事项，为医院党委会提供相关意见和建议方案，发挥论证、建议和评估的作用，旨在达到"双推动"目标，即推动党建业务高质量融合，推动公立医院高质量发展。委员会主任委员由党委书记担任，副主任委员由党委副书记和分管业务、运行的副院长担任。

●● **资源配置保障**

对于党委办公室负责融合发展委员会的有关工作，院办公室负责融合发展工作的日常运转与统筹，质量管理部（绩效办）负责督导考核。全院共发动行政职能部门以及二类医技科室 24 个结队成33 个临床医技科室（表 1），结队科室共同成立专项工作领导小组，由科室负责人任组长，配备科室副主任或重要骨干为具体联络人，管理团队的其他人员为成员，统筹负责融合发展工作的日常事务。

表 1 "融合发展共同体"建设对接表（2022 版）

序号	责任领导	职能部门	结对科室	联系科室
1	主要领导	院办公室	肿瘤放射治疗中心 生物免疫治疗科	—
2		宣传教育部	妇科肿瘤中心	—
3		科研外事部	肿瘤内科 Ⅰ期病房	—
4		护理部	乳腺肿瘤中心	—
5		预约随访中心	消化内科	—
6		肿瘤防治办公室	泌尿肿瘤科	—
7	院领导	医务部	胃肠肿瘤中心	病理科
8		医保部	中医肿瘤治疗中心 血管与介入科	药学部
9		教务部	普通内科	—
10		人事部	肝胆胰肿瘤中心	—
11		党委办公室	头颈肿瘤中心	—
12	—	财务部	胸部肿瘤中心	—
13	—	感染控制与放射防护部	重症医学科	消毒供应中心
14	—	招标采购办	神经肿瘤科	—
15	—	审计部	骨与软组织肿瘤科	—
16	—	病案管理部	血液肿瘤中心	—
17	—	临床研究中心	缓和医疗科	营养科
18	—	工会	麻醉科	健康体检与肿瘤筛查中心
19	—	门诊部	综合科	心理科
20	—	后勤部	—	核医学科
21	—	基建工程部	—	医学检验科（输血科）
22	—	信息工程部	—	超声医学科
23	—	安全保卫部	—	肿瘤学实验室
24	—	医学工程部	—	影像科

→ 项目成果 ←

重庆大学附属肿瘤医院成功建立"融合发展共同体"协同机制后，全院工作效率较同期明显提升。医院在 2020 年三级公立医院绩效考核中位列第 11 名，较上一年度进步了 8 名。医院经受住了疫情大考，医疗服务能力得到了保障，2020—2022 年，出院人次逐年提升，2022 年同比增长 3.05%；住院手术台次阶梯提升，2022 年同比增长 3.05%，四级手术台次逐年增加，2022 年同比增长 3.05%。医院切实提高了医疗服务效率，2020—2022 年，医生人均收治患者数均超过 290 人次 / 年，为重庆市第一。医院加强了内部治理，运营效率全面提升，2020—2022 年，医院百元医疗固定资产收入均超过 150 元；管理支持占总收入比重均维持在 6.2% 以下，为同行业较低水平。

→ 项目价值 ←

医院"融合发展共同体"工作机制具有高灵活性，是一种跨部门合作机制。通过形成强力、长期、稳定的工作机制，尽可能地寻求到了符合集体利益需求的高价值工作目标，驱动内部各要素部门开展纵向沟通和横向协同，从而有效地打破资源壁垒，提高医疗资源利用效率，推动医院实现高质量发展目标。

医院"融合发展共同体"模式实现四大管理目标。一是统合力量，督促并推动院内各部门（行政、临床、医技）的力量整合，在医院政策推动中发挥了极大的作用；二是定位准确，准确评估医院短期、中期发展目标与完成要求的现实差距，围绕提升工作效率及时采取对策进行解决；三是目标择优，在工作任务具体落实前，先行评估管理成本及要素（科室）协同价值，对于高价值任务协调院内资源推动落实，例如，2022年推动"双板工程"前，先行研究有哪些优势学科与短板学科，再召集行政、临床专家分别打造学科发展计划；四是通畅沟通，在纵向沟通中，面对应急事项能够迅速、有效地传达政策要求至每一位员工，在横向沟通中打破部门障碍，通过职能部门协调改善科室运营，提高工作效率。

02
行政 MDT 模式
在医院运营管理中的创新实践

质量管理部

　　MDT（multiple disciplinary team，多学科联合诊疗）模式是由多个学科的专家组成团队，对患者病情开展集中、系统的分析后，综合评估确定科学、合理、规范的最佳治疗方案的诊疗模式。MDT能避免患者重复就医或在各科室不同意见之间徘徊，有助于形成更遵循指南的治疗方案，提升患者的诊疗效果和生存质量，有利于争取最佳治疗时机，节省治疗费用，在国内外得到了广泛认可。

　　一直以来，各家医院运营管理中均不同程度地存在着以下问题，制约着医院的管理效能和工作质量：交流不畅通，沟通平台尚未搭建；权责待明晰，工作进度易受影响；术业有专攻，管理领域缺乏融合；后续无监督，持续改进有待落实。归根结底，上述问题源于未建立跨部门交流的长效机制。2020 年，国家卫生健康委员会、国家中医药管理局联合发布《关于加强公立医院运营管理的指导意见》，提出建立内部协调机制、推进管理模式和运行方式加快转变、推动公立医院高质量发展。据此，公立医院可将 MDT 模式引入行政管理，从而搭建沟通平台，优化制度流程，打破职能壁垒。

→ 创新构建 ←

重庆大学附属肿瘤医院是集医疗、教学、科研、预防、康复于一体的国家三级甲等肿瘤专科医院，医院从 2005 年起推行 MDT 模式，相关领域实践得到了国内外高度认可，获评"中国妇科肿瘤 MDT 示范单位""中国妇科肿瘤临床研究示范中心"等。医院作为我国 148 家建立健全现代医院管理制度的试点单位之一，持续推进治理体系和管理能力现代化。医院以医护技联席会为载体，在国内率先将 MDT 特色管理经验融入行政管理实践，推动管理模式和运营方式的转变。

● 转变管理模式：以问题为中心，多部门协作

传统的管理模式中，行政职能部门之间的信息和业务流传通常采取部门依次传递的方式，不仅效率低、耗时长，而且部门间未形成合力。医院以解决问题为导向，定期召开医护技联席会，打通了业务流程梗阻和部门沟通堵点。行政 MDT 模式转变图如图 9 所示。

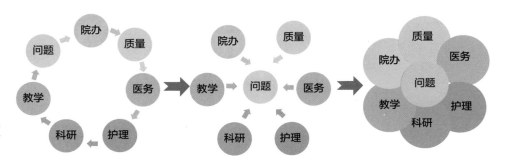

图 9　行政 MDT 模式转变图

●● 优化组织架构：由直线职能式向矩阵式跨越

　　重庆大学附属肿瘤医院的组织架构一般为直线职能式，优点是响应快、效率高，但是当遇到跨部门的难题时，常常会遇到阻碍。因此，医院依托医护技联席会，开展项目式管理，搭建部门间沟通交流的桥梁，从而有效地提升部门间的沟通交流效率。行政 MDT 组织架构方式图如图 10 所示。

●●● 固化运行方式：固定团队、时间、地点开展

　　重庆大学附属肿瘤医院由院领导、质管、医务、护理和相关职能部门负责人组成团队，每季度月末第二周星期三下午 3：00 在门诊行政楼会议室召开医护技联席会。以精益管理和业务流程再造为核心，共同研讨、解决医院运行中的跨部门难题。

●●●● 形成管理闭环：引入 PDCA 循环理念

　　PDCA 循环理念是质量管理的重要理念，强调持续改进。通过

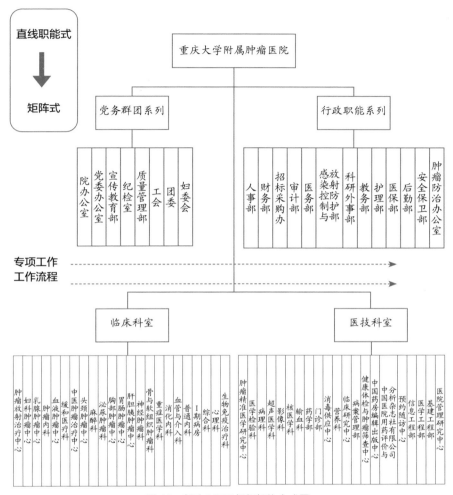

图 10　行政 MDT 组织架构方式图

医护技联席会管理系统、不良事件系统、走访交流等渠道收集问题，由院领导参与、质量管理部牵头组织医护技联席会处理问题，后续督导整改、评估效果，并实施系统化的持续改进，实现行政 MDT 全流程管理。行政 MDT 管理闭环图如图 11 所示。

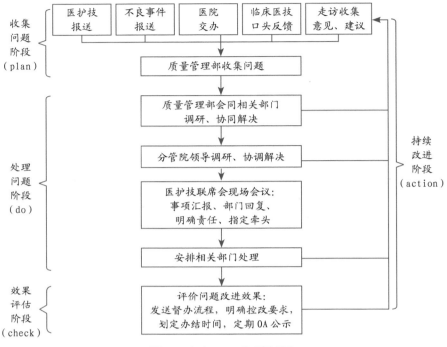

图 11　行政 MDT 管理闭环图

—→　**应用实践**　←—

重庆大学附属肿瘤医院从 2019 年起逐步推行行政管理 MDT 模式。以机制建设为牵引，每季度常态化召开医护技联席会，至今已上会讨论议题 50 余个，经研讨、制订、完善制度 15 个、梳理优化流程 26 个，解决了一系列悬而未决的跨部门难题，获得了医院职工、患者、同行的高度肯定。

● **推行全方位优化　破解门诊大厅拥挤难题**

门诊患者拥挤是困扰每个医院的问题，尤其是每周一、周二以及节假日后的第一天。为优化门诊秩序，提升患者就医体验，由质量管理部牵头，医务部、门诊部、财务部、信息工程部、宣传教育部等共同参与，通过现场观察，研究门诊布局；通过访谈交流，了解患者需求；通过数据分析，锁定拥挤时段。医护技联席会通过研讨，制订改进措施：高峰期适当增开人工窗口，视排队情况灵活增减；鼓励自助机缴费，由门诊部工作人员及志愿者做好引导；保安强化排队秩序管理，尽量落实一米线间距要求；适当增加部分科室号源，根据历史数据调整；优化加号流程，探索开通自助机加号功能；分流病历本购买，在导医台即可办理。一年后回顾评价，门诊大厅拥挤现象改善明显，门诊患者满意度得到有效提升。

●● 实施全过程治理　理顺患者出院带药流程

出院带药等待时间过长是影响患者满意度的一个重要因素。质量管理部、医务部、护理部、财务部、药学部、后勤部等部门开展深入调研，通过实地走访、现场观摩、流程跟踪、数据分析等方式，全面梳理出院带药流程，查找医护、费用、药房、后勤管理方面的问题。在此基础上，院领导及相关部门参与医护技联席会，要求规范医嘱开具、优化预约出院、加强患者宣教、规范摆药时间、增加送药频次，并结合实际创新管理举措，例如，设置送药专用电梯，在医院微信公众号上新增预存住院费功能，强化病房自助机使用管理等。半年后评估反馈，医务人员管理意识明显提升，提前一天开具带药医嘱比例从 59.50% 提升至 69.80%；药品运送时间缩短 16.30%；住院患者满意度显著提升，达 97.71%，医院未再收到相关投诉。

●●● 聚焦全周期管理　排除科研用危化品隐患

作为科研型医院，不可避免地要面临科研用危化品的管理，由于管理部门分散、权责不清，其存在一定的风险。质量管理部、药学部、科研外事部、肿瘤学实验室、采购办等部门合作，围绕采购、保存、领用、监管等环节开展调研，并召开医护技联席会，明确责任部门、优化审批流程、制订应急预案、健全考核机制。例如，肿瘤学实验室审核把关采购环节，采购后统一保管、回收、排出；药学部统一采购，完善报备手续，及时传达上级部门的管理要求；科研外事部牵头制订 OA 采购、领用流程，使用时遵循"谁领用，谁负责"的原则；科研外事部、安全保卫部履行监管、考核职责。实施全周期管理、一体化推进，有效地推动了科研用危化品管理的科学化、规范化，筑牢医院安全发展的底线。

—→　**回顾展望**　←—

● 实践回顾

◆ 1. 医院核心文化是重要基础

由于战略定位、职能职责、能力素质等方面的差异，各行政职能部门间存在着沟通壁垒。要实现行政 MDT 的有效运转，除院领导班子大力支持、自上而下建立医护技联席会机制外，还需要充分发挥医院文化凝心聚力的作用。重庆大学附属肿瘤医院"向善向上、尚德尚学"的核心文化，为行政 MDT 实施培育了优良土壤，推动了各部门从分散走向整体、从孤立走向融合、从合作走向共赢。

◆ 2. 部门联合联动是实施关键

坚持信息互通、协同监管、务实高效、共同推进的原则，将部门间的协作配合情况纳入各部门年度综合目标考评内容以及干部履职考核要求。强化干部领导力、协调力、执行力的培养，确保部门内、部门间、医院大局的和谐稳定。深入推进部门间沟通协作，充分发挥各自的职能优势，在重要工作领域形成工作合力，扎实推动医院精细化管理，建立医院管理高效运行体系。

◆ 3. 质量管理工具是有力支撑

管理决策要想有效执行，首先就要确保决策的科学性，因此，质量管理工具的应用至关重要。质量管理部牵头开展了多轮培训，在全院范围内推广质量管理工具，并将 SOP（standard operation procedure，标准作业流程）、PDCA 循环理念根植于职工心中。在调研过程中，鱼骨图、柏拉图、甘特图、5W2H 法等得到了广泛应用，推动了医院决策从经验管理向科学管理升华。

◆ 4. 信息系统建设是坚实保障

在大数据时代，数据决策力已成为一种不可或缺的能力，即要求医院基于数据进行科学决策，让数据发挥应有的价值。重庆大学附属肿瘤医院综合国家区域医疗中心建设、国家三级公立医院绩效考核、等级医院评审等指标，建设了 BI 系统（business intelligence，决策分析系统）。在确保信息安全的前提下，院领导和部门负责人能根据分配的权限，实时查看医务、护理、药学、运营等数据，以便更好地做出管理决策。

●● **未来展望**

◆ **1. 由运行管理向运营管理转变**

随着《国务院办公厅关于推动公立医院高质量发展的意见》《关于加强公立医院运营管理的指导意见》等文件的印发，公立医院管理重心逐步转变为提升内部资源配置效率和运营管理效益。因此，开展行政 MDT 时要牢固树立全局观念，对医院人、财、物、技术等核心资源进行科学配置、精细管理。

◆ **2. 由会上决策向会前处理转变**

从管理成效来看，事后控制不如事中控制，事中控制不如事前控制。因此，建议将管理关口前移，注重预防为主，突出源头管控。医护技联席会议上，院领导积极参与，各部门只需汇报问责，切实做到了真抓严管。在一定程度上，倒逼各部门抓早抓小，防微杜渐，排查隐患，第一时间解决问题，做到"未病先防、已病早治"，医护技联席会议前就已将绝大部分问题遏制在萌芽状态。

◆ **3. 由管理本位向服务本位转变**

重庆大学附属肿瘤医院践行"医院以服务患者为中心、行政职能部门以服务临床为中心"的服务理念，推动医院"融合发展共同体"建设。行政职能部门贯彻执行"学习、支持、督导"要求，深入临床医技科室了解一线工作内容、流程，收集科室、职工和患者的实际需求，发挥桥梁纽带作用，提供特色化、个性化服务，推动形成深度融合、协调发展的良好局面，为医院高质量发展增添新的内生动力。

03
探索精细化成本管理
的高质量发展之路

财务部

  医院的全成本精细化管理，是将精细化理念融入医疗服务工作的全过程，同时有机结合财务管理理念和精细化理念，在实现成本输出降低的前提下对资源进行更加充分的利用。为加快推进公立医院综合改革，实现治理体系和管理能力现代化，重庆大学附属肿瘤医院于 2019 年启动建立健全现代医院管理制度试点工作。经过四年的积极探索，医院健全运营管理体系，以精细管理为导向，以全面预算为中心，以成本控制为目标，创新谋变，真抓实干，推动了高效能治理与高质量发展。

→ 工作背景 ←

为积极响应习近平总书记"要牢固树立过紧日子思想"的号召，落实国务院办公厅印发的《国务院办公厅关于推动公立医院高质量发展的意见》，国家卫生健康委员会、国家中医药管理局发布的《关于加强公立医院运行管理的指导意见》《关于印发公立医院成本核算规范的通知》，公立医院展开新一轮管理改革与创新。国家宏观经济管理政策要求公立医院必须完善成本核算制度，医院面临着深化医疗改革和创新发展的双重考验。

→ 发展现状及管理目标 ←

由于国内医院的全成本管理还处于初步实施阶段，全成本管理的实践工作中还存在着一些问题。基础制度方面，缺乏行之有效的成本管理体系统领全局，信息系统统筹管理能力不足；过程控制方面，缺少对重点领域的事中控制，医院人员的降本增效意识不足；绩效考核方面，缺乏与时俱进的绩效考核模式。

重庆大学附属肿瘤医院通过加强成本管理专项工作，建立完善的财务管理体系，切实降低医院成本，提升运行效率，为医院经济运行保驾护航，为建设国家癌症区域医疗中心的宏伟蓝图打下坚实基础。

—→ 实施过程 ←—

● 健全管理体系　创新运行机制

建立运营管理委员会。全成本精细化管理涵盖广泛，在开展全成本精细化管理工作的前期，必须根据医院精细化管理覆盖范围和内部资金核算等情况完成全成本精细化管理队伍的建设，队伍的组成人员必须充分了解和认识全成本精细化管理模式，充分发挥全成本精细化管理的优势。医院运营管理委员会由主要领导牵头，分管领导、相关部门负责人共同参与，建立多部门联动的院科两级运营管理团队，构建多维度 BI 决策系统。定期召开运营管理联席会，重点关注收入结构、变动成本、管理费用、负性材料占比、药品比例等运营指标，推动医院在管理模式上由粗放向精细全面转型。

完善经济运行管理体系。经济运行管理体系由预算管理、成本管理、绩效管理三大板块组成，自上而下形成决策层、管理层、执行层。三个层级职责清晰，分工明确。预算委员会负责顶层设计，控费细化到事前的预算安排；成本核算工作组负责成本控制和考核，包括事中的预算控制和纠偏；成本核算员负责科室核算，包括事后的预算分析和考核。

●● 强化控费意识　降低管理成本

医院的成本核算管理工作对全体职工的实际利益有直接的影响，因此要求全体员工共同参与，牢固树立控费意识，对医院成本核算存在的问题进行探究、解析，有根据地提出处理的策略与建议，规范医疗成本核算的管理工作，提升医院成本控费管理观念。

严控办公经费。对办公用品、电话费等办公费实行定额管理，超额部分从绩效扣除；打通医院资源规划（hospital resource planning）系统、OA系统、会议系统、手机终端，全面实现无纸化办公，所有流程在线上运行，节省时间和人力成本。

严控人员经费。结合医院实际情况，合理规划岗位设置和人员配置，使医院行政机关管理更加科学、规范，从而有效提升医院机关部门整体运行质量。对行政人员实行定编、定岗、定员，严控外包人员数量，切实降低行政后勤人力成本。规范津补贴及各类物质奖励，严格审核科研配套经费的使用情况，科研配套经费不得用于发放人员经费。

严控"三公"经费。严格执行公务出行限额标准，不得超预算或无预算出访；前置审批公务接待，报销时，票据、来函、方案齐备，不得超标准、超范围接待。

严控运维经费。加强能耗监测与管控，开展节能改造，把节能降耗情况纳入各科室和外包公司考核中；做好设备维修及日常管理，加强场所巡查，杜绝"跑冒漏滴""长流水""长明灯"等现象。相关管理制度不仅能为医院正常运行提供保障，提升自身服务质量，还能降低后勤部门的运营成本。

开展审计监督。对建设项目加强调研和事前审核，避免重复建设或反复施工；追踪项目可行性论证，从严审批应急项目，持续降低外审咨询费。

●●● 开展专项整治　降低业务成本

控制药品费用。开展"三超一重"专项活动，引导医疗行为，控制药品比例，重点管控辅助药品、中药注射剂、中成药不合理使用问题；加快药品周转，减少药品库存积压。

控制卫生材料费。开展"三费一率"专项活动，减少浪费、漏收费以及不能收费的卫生材料的使用，提高工作效率；加快院内物流系统建设，推进不能收费耗材试剂的定额管理，卫生材料成本消耗与绩效考核挂钩，定期开展耗材品规清理。

控制采购成本。加强全程监管，形成四级采购管理体系；探索智慧采购，实现采购全过程信息化管理；推进阳光采购，公开遴选价廉物美产品。耗材价格持续下探，单品种最高降幅达 57.67%。

开展医学装备全生命周期管理。严把准入关，强调需求论证，避免重复或无效装备；每周检测设备使用情况，建立成本效益共享共担机制，指导医学装备合理配置及整合使用；加强装备维护与利旧管理，延长装备的使用寿命。

●●●● 开展绩效考核　提升运营效率

医院要想全面落实全成本核算，需要全体工作人员共同参与，这就需要构建一个完善的成本核算绩效考核制度，以进一步调动工作人员参与成本核算的积极性，优化成本资源配置。

重庆大学附属肿瘤医院在长期的实践中，科学地制订了绩效考核指标，在月度考核、季度考核、年度考核中有针对性地对各临床医技科室分设目标，全面提升临床医技科室成本管理水平和运行效率；配合医院"322专项工程"，拟订相关绩效配套方案，加强成本指标考核，从而提升运营效率；定期对各科室进行重点数据统计及运营分析，发现科室薄弱环节，提升科室的运营管理水平。

统筹信息建设　助力智慧成本

统筹规划医院信息化顶层设计。统一规范基础性数据，整合各类信息系统接口，建立标准化信息数据输出口径，保证获取成本信息口径统一，数据完整一致。重庆大学附属肿瘤医院在成本核算体系建设过程中，开展智慧成本管理项目模式，完成了包括从医院成本管理诊断调研、设计成本核算方案、信息化建设落地核算方案等工作内容，推动科室成本、项目成本、DRG成本的一体化无缝衔接与融合。通过对医院项目和DRG成本的核算，医院丰富了数据分析的广度和深度，进一步催生了核算的效果和效力，相辅相成，互为因果，相互促进。在院级管理的基础上，随着管理的精细化、数据价值的不断释放，医院实现对全院经济运行情况整体监测、分析和评价，同时，逐步将DRGS、RBRVS成本深度融合，将管理的触角深入到临床科室，实现专科运营管理。

—→ 管理成效 ←—

重庆大学附属肿瘤医院实施的一系列成本控制措施、精细化管理取得了显著成效。近五年来，医院的工作量翻了两番，职工收入提高了50%，医院管理费用持续下降，尤其是占总支出的比重降幅明显，管理费用占总支出的比例仅 6% 左右。医院各项经济指标持续向好，与 2020 年前相比，现今医院门诊均次费用下降 6.62%，出院患者平均医药费下降 13.70%，药品比例下降 2.41%，平均住院日下降 3 天。2022 年，医院门诊急诊人次增长 16.12%，出院人次同比增长 3.05%。医院荣获"2020—2021 经济管理年全国优秀单位"，"DGR 付费下的医院智慧成本管理探索"成为 2021 年重庆市深化医疗改革的典型案例。

→ 未来展望 ←

在现有的基础上，医院下一步将根据国家最新文件和改革发展要求，结合自身发展情况，更新成本管理相关制度，并进一步强化制度落实。设计完善多层次成本分析报表，满足医院、院区、科室收支结余分析及专项分析。搭建成本决策分析平台，支持多角色、多角度深入分析，助力医院精细化运营管理。根据医院经济运行情况，结合系统分析结果，定位成本管理问题，提出有建设性意见。

04
医院医保创新治理模式
的实践

医保部

　　随着医疗改革的深入推进，医保、医疗、医药领域进行了一系列改革，深刻地影响着医院的运营管理。保基本、可持续是医保制度的基本原则。有限的医保基金与无限的医疗需求之间的矛盾，也是医疗机构面临的挑战。健全医保管理体系、创新医保管理机制、提升医保服务能力是医院管理者必须把握的方向。重庆大学附属肿瘤医院立足于提供优质、高效医疗服务，助力医院高质量发展，积极探索新形势下医保治理创新。

→ 工作背景 ←

● 面临的挑战

2018 年，国家医疗保障局正式成立，这是医保制度顶层设计在体制上的重大变革，是医保职责职能在组织架构上的新定位。医疗保障局组织开展药品耗材大集采、医疗服务价格调整以及医保基金政策制定与监管等工作，目的是更好地发挥医保"引擎"和"杠杆"作用，强化"三医联动"，全面深化改革。自 2018 年 9 月起，国家医疗保障局会同国家卫生健康委员会、公安部、国家药品监督管理局联合开展打击欺诈骗取医疗保障基金专项行动，并组织开展飞行检查，在全国范围内严查医疗机构的基金违规使用情况，实现了对各类欺诈骗保违约违规行为的高压震慑，对我国公立医院发展也提出了更高要求。重庆大学附属肿瘤医院目前正面临医保基金监管高压态势和高质量发展的双重考验。

●● 政策依据

2020 年 2 月颁布的《中共中央 国务院关于深化医疗保障制度改革的意见》提出，制定完善医保基金监管的相关法律法规，规范监管权限、程序、处罚标准。2020 年 7 月，国务院办公厅发布的《国务院办公厅关于推进医疗保障基金监管制度体系改革的指导意见》要求，强化医保基金监管法治及规范保障，制定医疗保障基金使用监督管理条例及其配套办法。制定专门的行政法规，以法治手段解决医疗保障基金使用监督管理中的突出问题，是十分必要的。

→ 工作目标 ←

聚焦医疗行为、物价收费、物资进销存、医保基础管理、医保信息系统等关键环节，加强医保基金监管，保障医保基金的合理使用，推进基于医保管理的医院运行治理模式转变。

→ 治理创新 ←

为适应医保监管新形势，规范医疗行为，重庆大学附属肿瘤医院建立了严密的医保监管体系。

一是健全管理体系。医院建立质量管理部—医保管理部—临床医技科室三级结构的医保组织管理体系，实施医保联络员、医保质控员的工作机制。建立以医保、医务、药学、信息、物价等多部门联动的医保质量管理体系，以及党委会、院长办公会、医院医疗保险管理委员会等多维度的医保监督决策体系。

二是完善管理制度。医院建立健全医保管理制度，制订医保患者就医管理、医保基金使用管理等 30 余个制度与服务流程。建立医保质量考核细则，确保医院医保基金使用的规范、安全、高效。

● 联动模式

◆ 1. 医院运行三联动

2020 年，重庆大学附属肿瘤医院接受川渝飞行检查后，聚焦规范医疗服务行为，保障医保基金安全，医院建立了医院运行三联动，即"医保—医务—财务"联动的工作机制。医院党政主要领导任组长，下设三联动办公室挂靠医保管理部。医保管理部、医务管理部、财务管理部各抽调两名人员组建三联动工作小组，采取集中办公、周例会、月总结、季联席等工作方式，以加强医疗行为、服务价格、物资进销存管理等六大任务为目标，以药品耗材合理使用、医疗服务合理收费为切入点，全面梳理医院信息系统（hospital information system，HIS）、实验室信息管理系统（laboratory information management system，LIMS）、影像归档和通信系统（picture archiving and communication system，PACS）等系统中的医嘱目录、药品耗材目录、物价收费目录，通过分析、查找存在的问题，建立问题台账，并逐一整改，精准落实。医院党委会或院长办公会每季度举行专题研究会研究医院运行三联动的工作情况。

◆ 2. 模拟医保飞行检查

以问题为导向，模拟国家医保飞行检查工作方式，医院建立模拟医保飞行检查工作机制，每年组织开展一次医保基金使用自查自纠工作。医保管理部牵头，制订模拟医保飞行检查工作方案，组织临床、物价、信息、财务、审计等方面专家，通过数据提取、筛选疑点、查阅病历与到科室现场核查相结合的方式，对上一年度医院执行医保政策以及合理医疗、合理收费等情况进行核查。建立问题清单，明确整改举措、整改时限。

●● 融合模式

◆ 1. 联合办公医保服务模式

重庆大学附属肿瘤医院在重庆市率先开展医保服务窗口与出入院收费处联合办公，为参保患者提供优质、高效、便捷的出入院服务。

◆ 2. 院内融合发展管理模式

为升华"医院以服务患者为中心，职能部门以服务临床为中心"的医院服务文化，加强行政职能部门与临床医技科室之间的深度融合、协调发展，提升全院干部、职工的执行力和凝聚力，医院开展了"院内融合发展共同体"工作，以一个行政职能部门结对一个临床科室、联系一个医技科室的形式建立院内融合发展共同体。行政职能部门督导临床医技科室严格按照医院发展规划、目标计划、管理制度等执行，每月参加结对科室晨交班、质控会，传达、学习医保文件，协助分析医保指标，督促问题持续改进，促进医院医保管理各项制度的有效落实。

●●● 保障模式

◆ 1. 夯实基础质量

以"1113"基础管理为抓手，夯实医保质量管理内涵。常态化开展运行监督管理，每周一次医保巡查，每月一次医保夜查房，每月一次医保质量考核，每月三张考核通报表。医保管理部牵头，组织医保质控员、医保联络员，开展合理医疗、合理收费、医保基础管理等督导检查与考核，对存在的问题、典型案例进行通报，持续改进医保质量。

以规范医疗行为为抓手，贯彻合理医疗原则。医院加大处方点评力度，持续推进抗菌药物临床应用专项整治，常态化实施"三超一重"专项活动，同时加强对抗肿瘤药物、重点监控药品的临床使用监督管理，促进临床用药的规范性、合理性、合法性。医院严格落实国家医疗质量安全改进十大目标，开展肿瘤治疗前临床TNM分期评估，确保肿瘤患者诊疗方案的科学性、合理性，提升肿瘤患者的诊疗效果和生存率。医院始终贯彻"因病施治"的原则，严格核心制度落实、坚持合理检查、合理治疗、合理用药。

◆ 2. 强化干部履职

医院建立健全"1+9+5"科主任履职考核体系，明确科主任医保管理履职考核细则，强化临床医技科主任医保质量管理第一责任人的管理与考核。

◆ 3. 搭建信息平台

依托智慧医院建设，医院上线医保智能监控系统、DRG运营分析系统、HRP物资管理系统，初步实现医保服务行为事前、事中、事后管控。

— **工作成效** —

2020年以来，医院运行"医保—医务—财务"三联动工作，历经专项行动、机制建立、常态运行三个阶段，聚焦合理医疗、合理收费、物资进销存、医保基础管理等方面开展自查自纠，工作取得阶段性成效，医院医保综合服务能力大幅提升。

● 医疗服务更加规范

一是诊疗目录更加规范。清除系统僵尸项目 3638 项，检验检查项目更新 1600 余项，关停康复理疗与手术收费项目 20 个。二是服务行为更加规范。整改医嘱项目、强化会诊管理、开展处方点评等，促进医疗服务更加规范，医疗服务收费更加合理。

●● 医保监管能力提升

通过上线医保智能监控系统、物资信息管理系统，实现医保事前、事中、事后管控以及物资出入库信息化管理，物资进销存规范管理取得显著成效。

●●● 物化成果取得实效

通过整改，形成检验检查组合对照册、手术与物价收费对照册、心电检查临床应用手册等一系列资料，广泛应用于临床，对临床工作具有较强的指导意义。

●●●● 建立健全长效机制

为持续强化医保基金监管，保障医院高效运行，医院印发《重庆大学附属肿瘤医院医院运行三联动工作方案》。财务、医务、医保三方联合办公常态化，每周二集中办公，周例会、月小结、季度联席会议，建立协调管理长效机制。院长办公会每月专题研究"医院运行三联动"专项工作，对存在的问题作出决策部署，确保医院医保基金监管工作取得实效。

—→ 经验与展望 ←—

　　医保监管面临着严峻的势态，新形势下对医保管理工作提出了新的要求。为进一步规范诊疗行为，保证医保基金合理、高效使用，医保从业人员必须创新医保服务理念、优化医保治理措施，更好地为参保人员服务。医保体系建设必然逐步走向高质量阶段，在医保与医院"互利共生、共同发展"的关系下，我们相信，高质量医保体系将推动建立更优质、规范、高效的医疗服务体系建设。

05
基于 SPD 模式的医用耗材
全生命周期管理实践

医学工程部

　　为全面贯彻落实公立医院高质量发展要求，保证医用耗材的质量和安全，降低医院的运行成本，建立有效的内控机制，近年来，重庆大学附属肿瘤医院致力于优化医用耗材采购、供应、使用和监管流程。医院借助第三方改进院内耗材供应链延伸服务，基于 SPD 模式实施流程再造，建立完整高效、全闭环管理的医用耗材精细化管理系统，实现医用耗材的全生命周期可溯源，耗材管理取得明显成效。

→ 工作背景 ←

● 问题症结

医用耗材种类繁多，规格不一，管理困难，主要表现为：

（1）人工操作：仅凭人工录入产品的入库、领用、保管和配送等信息，工作量大、效率低，易导致一品多码或产品信息不准确，难以对产品质量、发货速度以及退换货量等进行综合分析，增加了耗材质量监管、库存管理、数据统计以及信息管理的难度。

（2）信息孤岛：医院信息系统、医院综合运营管理系统以及病案系统等各管一块，难以实现对耗材的高效溯源。

（3）档案管理：医院医用耗材供应商众多，依靠纸质档案管理供应商资质证书的模式，不便于查询，存在产品注册证或授权过期医院仍继续使用产品的风险。

●● 理论依据

为加强对医用耗材的精细化管理，实现对医用耗材的可溯源，越来越多的医院采用"供应—加工—配送"模式对医用耗材进行管理，即 SPD（supply processing & distribution）模式。SPD 模式是一种以保证院内医用物资质量安全、满足临床需求为宗旨，以物流信息技术为支撑，以环节专业化管理为手段，强化医院医用耗材管理部门的全程监管，以协调外部与内部需求为主导，由配送商提供医用耗材供应、加工和配送的一体化运营服务模式。通过 SPD 模式，医院可以对医用耗材实行精细化管理，实现医用耗材的全生命周期可溯源。

●●● 政策依据

2017 年，国务院办公厅印发《国务院办公厅关于建立现代医院管理制度的指导意见》，提出耗材信息化建设、成本管理的要求，鼓励医院探索"后勤一站式服务社会化"。2018 年，国家卫生健康委员会规划与信息司发布《全国医院信息化建设标准与规范（试行）》，要求医院建立院外采购与院内管理各环节互联互通的信息化平台，明确了低值耗材、高值耗材信息化运营建设的指标。2019 年，国家卫生健康委员会、国家中医药管理局颁布《医疗机构医用耗材管理办法（试行）》，要求医用耗材供应、使用、监督与分析全流程的信息化管理，各医用耗材的全生命周期可溯源。国家层面出台的各项规章制度对医用耗材的管理办法提出了明确的要求与方向。

— 实施过程 —

为实现对医用耗材的精细化管理，达到"安全、高效、低耗和患者满意"的目标，重庆大学附属肿瘤医院于 2021 年 1 月起实施 SPD 项目，项目内容主要包括：上线医用耗材精细化管理系统，与 HIS、HRP、电子病历系统互联互通，实现全流程追溯，杜绝"跑冒滴漏"；上线院内物流服务系统，将院内物流服务外包给专业的物流服务商，集中配送，实现以量换价，增加收益；打造供应链管理云平台，供应商通过云平台提交主体信息、物资信息及相关资质证照，医院可跟踪供应商对订单的响应、备货、缺货情况，使供应商协同更及时、更准确。SPD 模式覆盖从院外物流到院内全流程，服务体系如图 12 所示。

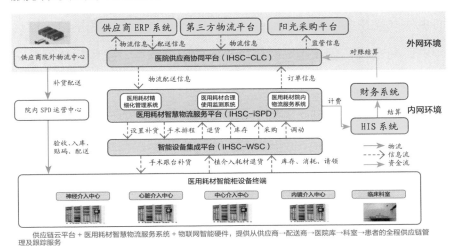

供应链云平台 + 医用耗材智慧物流服务系统 + 物联网智能硬件，提供从供应商→配送商→医院库→科室→患者的全程供应链管理及跟踪服务

图 12　SPD 医用耗材智慧物流服务体系

● 统一编码　闭环追溯管理

SPD 系统根据物资类别自动生成物资码，医院以物资码为载体对物资实现闭环管理，从采购计划生成到供应商接收订单配送、物资验收分包赋码再到物资入库、科室领用消耗、科室盘点均使用唯一的物资码和二维码，通过一码实现全程供应链追溯。

●● 互联互通　内外协同运行

SPD 系统根据二级库上下限自动生成物资采购计划，并自动上传至供应商平台，待审核通过后，供应商通过平台收到订单，医院可时刻跟踪供应商对订单的响应、备货、缺货情况。医院通过供应商平台线上管理资质证件，待审核通过后，产品才能生效，避免因证件不全或不合格带来安全隐患。SPD 系统中增加了资质效期预警功能，当耗材验收、入库时，SPD 系统会自动提示资质效期，同时供应商端也会收到更新证件的提醒。医院可在供应商平台一键打印供应商资质，有效提高医用耗材资质管理效率。医用耗材信息由供应商在供应商平台对产品信息的录入与变更进行维护，信息自动传入 SPD 系统，经院内人员审核通过后生效。在合同管理方面，SPD 系统设有采购合同到期预警功能，避免使用合同过期产品。

●●● 高低分类　耗材精细管理

通过流程再造，医院的低值耗材根据临床使用需求采用数量灵活的定数包方式，进行"一包一码"赋码管理，扫码验收、出入库、科间调拨和盘点管理。高值耗材采用"一物一码"管理，通过高值耗材柜智能存取，自动盘点，准确高效，通过一码实现全程供应链追溯。手术室耗材采用全程移动端管理，精确管控到各术间。通过条码管理以及 SPD 系统、HIS 系统与电子病历系统的互联互通，实现高值耗材溯源厂家信息、批号、效期、使用患者信息、收费信息和手术信息。

●●●● 三码对照　每月精细盘点

上线初期，医学工程部联合财务部、医保部以及信息工程部，梳理医用耗材每一品规的物资码、收费码、国家医保码，实现三码

——对照。全院二级库每月进行统一盘点，信息系统自动统计所有收费耗材各二级库库存、各病区使用数量与收费数量，汇总形成全院进销存数据，每月各二级库错收、漏收费纳入财务绩效考核。

●●●●● 重点监管　开展专项整治

医院将用量较大、品规较多的医用耗材列为重点监管对象，定期进行专项清理，指导临床合理使用。基于 SPD 系统，医学工程部根据产品注册证、产品用途、产品功能以及国家医保码对产品进行分类，收集产品价格、用量等信息，整理形成医用耗材重点整治清单。医务部组织临床科室按照耗材清理原则完成产品遴选，医院对未中选产品进行停用处理，同时将中选产品技术参数纳入以后招标采购参数制订优先考虑范围。

➔ 管理成效 ◆

重庆大学附属肿瘤医院自 2021 年 1 月实施 SPD 项目以来，基于 SPD 模式实现了医用耗材的全生命周期可溯源，耗材管理取得了明显成效。

● 医用耗材质量和安全得到保障

基于 SPD 模式，医院实现了对资质证照和产品信息的数字化管理，严格按照《医疗器械监督管理条例》要求，规范化采集与审核供应商资质证照、产品信息等，建立了有效的预警机制，供应商平台主动推送换证通知、效期管理，在提高工作效率、准确性的同时，医用耗材质量和安全也得到了保障。开展重点医用耗材专项清理，停用不符合产品注册证使用范围的产品，保证医疗安全。

●● 数据质量得以提升　内部监管落到实处

在 SPD 系统和 HIS 系统中，医院对供应商、耗材字典、价格、生产厂商等基础数据进行清洗和梳理，建立"统一语言"。另外，通过 SPD 系统将科室请领、计划、订单、验收、入库、出库及计费等流程与三大系统互联互通，实现数据在各业务环节无缝对接，医院全程监管耗材资质证照、合同效期、产品效期及进销存，有效解决了耗材使用与计费"两张皮"问题，耗材管理更加精细化。

●●● 工作效率和临床满意度得以提升

院内物流服务由第三方完成，优化各环节流程，临床科室全程扫码操作，根据科室设置系统自动补货，有效提高工作效率，节省医护人力成本，将护理人员的时间还给患者，提高了患者对临床的满意度。

●●●● 医院运行成本得以降低

从传统的以领代耗模式转为代销模式后，每月耗材消耗后结算，真正实现"零库存"资金占用。开展重点医用耗材专项清理，优化耗材品牌及品规，有效地降低了部分耗材的出库金额，成效显著。

—→ 未来展望 ←—

为全面提升医疗质量，不断加强耗材信息化管理，医院将在现有信息化管理技术的基础上，进一步拓展 SPD 模式的运用。

● 辅助临床耗材选用

在 SPD 系统中增加产品展示与功能比较分析模块，协助临床选用产品。

●● 优化不良事件管理

医疗器械与医用耗材的使用中，无法完全避免医疗器械、耗材相关不良事件的发生。医院将打通不良事件管理系统与 SPD 系统的接口，实现互联互通，提高上报效率，减少不良事件的发生。

●●● 推动耗材精细管理

为更好地应对 DRG 改革，加强医用耗材使用监管，医院将深化应用 SPD 医用耗材合理使用监测评价系统，从院级、科室、病种、术式等维度实施数据分析与监测，对重点耗材品种进行统计分析和指标异动报警，指导临床科室合理使用耗材。SPD 模式实现了对医用耗材的精细化管理，为充分发挥 SPD 模式的功能与价值，医院将深入研究 SPD 模式在医用耗材管理方面的应用，不断提升医用耗材的管理水平，持续推进医院的高质量发展。

06
内部控制视角下公立医院政府采购体系
"四化"建设实践

招标采购办

近年来，国务院办公厅、国家卫生健康委员会陆续印发了《国务院办公厅关于推动公立医院高质量发展的意见》《公立医院内部控制管理办法》等文件，推动各级各类行政事业单位开展内部控制建设工作，提升公立医院高质量发展新效能。公立医院政府采购是开展各项工作的基础，贯穿医院诊疗业务全过程。随着医疗改革工作的不断推进和深入，科学管理采购过程和环节是当今公立医院采购管理的新课题和新难点。

→ 工作背景 ←

● **公立医院政府采购现状**

公立医院作为非营利性事业单位，政府采购业务活动多样，项目资金规模大。近年来，国家深化政府采购"放管服"改革，优化政府采购领域营商环节，提高单位自主采购权。2019 年，重庆市出台《重庆市 2019-2020 年政府集中采购目录及限额标准》，规范集中采购机构采购项目，明确政府采购限额标准，自主采购限额从 20 万元上调至 50 万元，自主采购项目数量占总采购项目数量的 80%。

●● **政府采购中存在的问题**

政府采购内控管理普遍存在难度大、风险大、效率低、统计难等问题。

一是招标采购管理制度不健全，相关部门权责不明确。部分医院没有拟订院内招标采购管理制度等纲领性文件，未建立统一的政府采购决策机构、实施机构和监督机构。

二是招标采购管理流程不统一，重点环节缺乏管控。招标采购管理制度不健全，导致缺乏规范化、统一化采购流程，缺乏对关键环节的管控。

三是未实现招标采购管理全过程信息化，采购数据系统缺乏技术保障。

→ **管理方法** ←

为深化政府采购制度改革的内在要求，医院采取"管理制度化、制度流程化、流程表单化、表单信息化"四化一体的管理举措，实现制度规范性和创新性统一，提高了政府采购工作效率与经济效益，为政府采购高质量发展奠定了基础。

● **管理制度化健全采购管理制度**

重庆大学附属肿瘤医院严格遵照《中华人民共和国政府采购法》及其实施条例和相关规章制度的规定开展政府采购活动。将医院既有制度体系与医疗行业特性、政府采购管理发展方向相结合，研究政府采购适用范围、政府采购工作机制、政府采购流程、医院各职能部门职责、政府采购计划的组织实施和政府采购审查程序等内容，建立健全政府采购预算与计划管理、政府采购活动管理、验收管理等政府采购内部管理制度。

●● **制度流程化　规范政府采购行为**

以规范政府采购项目流程为目标，制订采购工作流程图，确保制度流程涵盖编制政府采购预算和实施计划、确定采购需求、组织采购活动、履约验收、答复询问质疑、配合投诉处理及监督检查等重点环节。结合《政府采购需求管理办法》文件精神，将政府采购项目需求嵌入内控管理流程，实现政府采购项目绩效目标。四级采购流程体系图如图 13 所示。

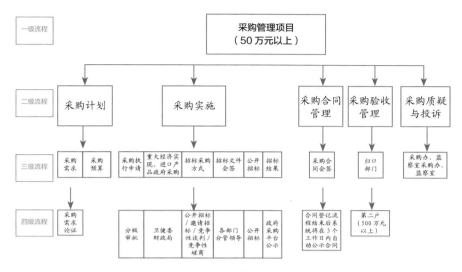

图 13 四级采购流程体系图

●●● 流程表单化 构建可视化管理模式

流程表单化赋予每一个采购流程"知识编码"，制订统一的制度编号，设计规范化制度表单。流程表单中包含制度的实施对象、解决问题、推行步骤、评价标准等内容，并借助信息系统，在日常招标采购业务工作中运行。制度表单化为医院实现大数据共享、精准管理、高效管理和从严管理打下了坚实的基础，是其管理特色得以形成的重要保障。

●●●● 表单信息化 研发智慧招采系统

鉴于传统的招标模式无法满足智慧型医院发展的需要，重庆大学附属肿瘤医院着眼于信息发展进程，根据信息整合理论，对自主招标采购流程进行优化。建立与医院官网、OA 系统、移动终端、供应商、物资等多方信息交流平台，实现多平台无缝对接，打通数据壁垒，做到数据交互，实现业务表单信息化。智慧招采系统整体架构图如图14所示。

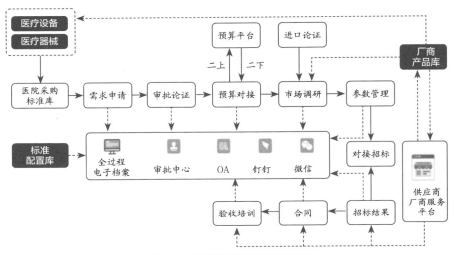

图 14　智慧招采系统整体架构图

—→ **管理成效** ←—

● **完善采购体系　强化内控管理**

◆ **1. 规范采购工作责任机制**

以"分事行权、分岗设权、分级授权"为主线，建立健全责任清单，政府采购业务由医院招标采购办归口管理。建立政府采购业务、财务、内部审计和使用等部门或岗位相互协同、相互制约的工作机制，明确相关岗位的职责权限和工作流程。

◆ **2. 建立四级采购制度体系**

一级是政府采购纲领性条款《重庆大学附属肿瘤医院采购管理

办法》；二级是采购重要环节管理制度，含七个基本管理办法；三级是采购实施细则，包括八个采购专业制度；四级是采购归口部门科内制度，规范采购人员的行为准则。

◆ 3. 构建四级采购流程体系

梳理采购计划、采购实施、采购合同履约到采购质疑及投诉全流程，各环节建立业务控制点；修订院内采购工作流程图，优化应急采购流程，将医疗器械应急采购时间缩短至 1 ~ 2 天；设立在线审批流程，编制采购需求、采购文件、采购合同、档案标准模板。

●● 强化数字赋能　实现智慧采购

◆ 1. 创新采购活动交易机制

通过整合医院 OA 系统、HRP 系统、官方网站等信息数据，系统实现从采购项目申请到合同执行的全过程信息化管理。取得两项软件著作权。院内医学装备项目、服务项目已全面通过智慧招采系统执行采购。已累计开展电子开标项目达数百项。

◆ 2. 节约采供双方交易成本

实现在线发布采购公告、提供采购文件，实行电子开标、电子评审。为采供双方节约招投标成本达 1600 余元 / 项；电子评标实现在线信息搜索、得分自动计算等功能，提高采供双方工作效率20% 以上。

◆ 3. 实现采购管理档案电子化

依托智慧招采系统，实现招标业务流程资料电子归档，解决采购档案存储、查询的"刚需痛点"，为后期检索、浏览、打印、优化提供极大的便利；确保采购各环节数据有源可溯，有据可查，提高评审工作的公开透明度和规范化水平。

●●● 强化源头管理做实采购需求

◆ 1. 强化采购人的主体责任

重庆大学附属肿瘤医院制订统一的政府采购项目需求编制格式，按项目金额及性质开展需求调查，编制采购需求论证报告及采购实施计划。对采购需求和采购实施计划的合法性、合规性和合理性负责。进一步压紧压实主体责任，依法依规编制采购需求。

◆ 2. 切实规范采购需求编制

严格遵循科学合理、厉行节约、规范高效、权责清晰的原则建立采购需求审查机制；根据预算安排、市场状况、技术要求和商务要求等情况制订合规完整的采购需求；对专业性强、技术复杂的政府采购项目，邀请院外专家（或第三方）进行重点审查，保障采购需求编制的科学性。

◆ 3. 推动政府采购提质增效

细化需求商务条款，明确技术要求，强化项目履约验收。自2022年推行采购需求审查以来，重庆大学附属肿瘤医院对19个政府采购项目开展了需求审查工作。其中，第一次需求审查通过率为47%，第二次审查通过率为100%，整体项目采购成本降低100万元以上。

●●●● 严格监督检查筑牢廉政防线

◆ 1. 全面管控与突出重点并举

充分发挥医院党组织的领导作用，以专项行动为抓手，加强政府采购领域党风廉政建设。针对政府采购岗位设置、流程设计、主体责任、与市场主体交往等重点问题，细化廉政规范，明确纪律规矩，制订重点岗位轮岗制度，形成严密、有效的约束机制。

◆ 2. 分工制衡与提升效能并重

落实部门之间以及相关业务、环节和岗位之间的相互监督和制约作用。纪检监察、内部审计等部门发挥监督作用，开展多场次常规审计和专项审计；质量管理考核部门履行执纪职责，设置综合目标管理与绩效考评机制，将政府采购工作纳入院内综合目标考核。

◆ 3. 权责对等与依法惩处并行

签署党风廉政建设责任书，严格执行内控制度、采购文件的问责条款，有错必究、失责必惩；出台《采购工作质疑和投诉管理办法》，畅通问题反馈和受理渠道；开发政府采购供应商廉政诚信评价软件，完善失信惩戒机制，畅通监督渠道。

→ 经验与展望 ←

重庆大学附属肿瘤医院政府采购管理体系推行至今，已取得了初步成效，改革成果受到了省、市级卫生系统、医院同行的高度认可。医院以"分事行权、分岗设权、分级授权"为主线，通过建设"四化"措施，制订内部控制制度，健全采购管理机制，完善监督审查措施，规范采购工作流程，逐步形成依法合规、运转高效、风险可控、问责严格的政府采购内部运转和管控制度。

在今后的医院政府采购体系"四化"建设中，纵深巩固建设成果：一是根据国家最新的规则制度，结合医院实际，持续完善医院政府采购管理制度体系，强化对政府采购重点领域、重点环节的内部控制；二是全面梳理智慧采购系统存在的薄弱环节，制订年度智慧招采系统优化方案，细化工作时间节点，推进智慧招采信息化建设；三是加大政府采购项目采购需求审查力度，甄别倾向性和排他性的技术条款，倒逼需求编制部门落实市场调研，保障采购需求的客观公正；四是推动采购政策培训常态化开展，定期组织警示教育专题培训，提高采购相关人员的业务能力及自律意识。持续多措并举实现医院采购精细管理，推动医院政府采购高质量发展。

07
MSTER 学科评估体系赋能
精细化学科管理

科研外事部

学科是整个科学体系中学术相对独立、理论相对完整的科学分支，是医院承载临床、教学、科研和社会服务的基本单元。学科综合实力既是反映医院学术地位的一面镜子，又是影响各类社会资源（政策、资金、人才、患者）流向的指挥棒，医院发展的水平与上限在很大程度上取决于医学学科的发展水平。学科评估作为学科建设的监测指标，是检验学科发展水平、诊断学科发展问题的重要方式，是引导学科建设的重要途径，也是优化医疗资源布局、提高医院核心竞争力的重要手段。

→ 工作背景 ←

国内外学科评估指标体系众多，有上百种。国外学科评估起步较早，涉及层面相对广泛，除医疗质量与安全外，主要强调医院组织结构、管理制度、医疗环境和信息运营管理等，与国内各学科评估指标体系尚存在一定差异。目前，国内公信度和影响力较高的学科评估指标体系可划分为两类：一类是政府部门或研究机构主导的外部导向性评估，如国家级／省部级重点学科／专科评审、中国医院专科声誉排行榜（复旦排行榜）等；另一类是大型公立医院的自我评估。众多学科评估指标体系各有其特点与不足，如何制订适用于本院发展的学科指标体系，精准对接不同学科发展需求，找准共性问题，以最小的投入实现最优的产出，成为医院学科建设工作的首要难题。

➡ 构建与应用 ⬅

重庆大学附属肿瘤医院根据学科的发展规律，结合医院运行管理情况构建了一套独具特色的 MSTER（medical，science，talent，education，reputation；医疗，科研，人才，教学，学科声誉）学科评估指标体系，并以此为依据为学科"把脉施药"，适时调整相关政策，逐步形成"七有"学科建设管理模式，即有摸底、有目标、有方案、有保障、有激励、有管理、有考核，初步建立起层次分明、可持续发展的学科体系。

● 组建工作小组

依托医院学术管理委员会成立学科评估专项工作领导小组，由党委书记、院长任双组长，院领导、党委委员及有关职能部门负责人担任小组成员，主要职责是负责学科评估的结果审核、分层遴选、考核验收等。下设管理办公室，由科外部牵头，联合医务部、人事部、教务部、病案部等部门负责指标体系的构建与学科评估的实施。

●● 广泛收集资料

信息来源主要包括：各级卫生、教育行政部门官网，万方、维普、知网等数据库，各类搜索引擎，以及与其他医院科管部门的交流学习。资料类型主要包括：政府相关文件，如《国家临床重点专科建设项目评分标准》《第五轮学科评估指标体系框架》等；各类考核标准，如《国家三级公立医院绩效考核操作手册》《国家癌症区域医疗中心设置标准》等；其他医院的评估体系。

●●● 构建指标体系

一是明确学科分类。当前医院学科类别可大致划分为内科、外科、医技三种。二是根据医学学科建设内容，选定医疗、科研、人才、教学、学科声誉为一级指标。三是通过先加后减的方式确定二、三级指标。以医疗指标为例，先将所有医疗相关二级指标纳入医疗下属二级指标，再将所有三级指标对应到各个二级指标形成原始稿；然后删除重复项，并通过小组讨论减去无意义指标，同时结合实际情况对部分指标进行同类替换，充分保证指标的适宜性。四是运用德尔菲法开展多轮专家咨询，根据专家打分与意见对指标进行增减、修改、赋值。五是根据指标性质，进一步将二、三级指标划分为能力、质量、效率三个维度。学科评估指标体系构建流程如图 15 所示。

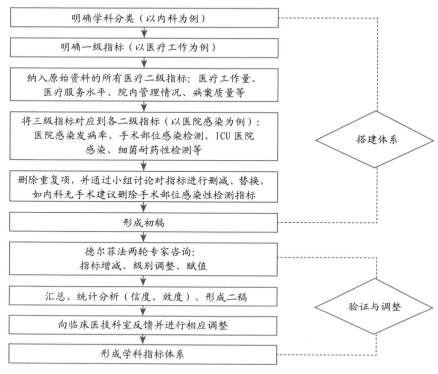

图 15　学科评估指标体系构建流程图

●●●● **开展学科评估**

在正式学科评估工作开展前先进行预评估，邀请院内外专家根据预评估结果对指标体系进行优化调整形成终稿。然后由多部门联合开展年度学科评估工作，科外部负责汇总公示：临床组前三名分别是放射治疗中心、妇科肿瘤中心、肿瘤内科，医技组前三名分别是影像科、肿瘤学实验室和检验科。

●●●●● **评估结果应用**

一是推行"双板工程"。以强优势、补短板为目的启动学科建设"双板工程"，确定肿瘤放射治疗中心、妇科肿瘤中心、肿瘤内科、乳腺肿瘤中心为长板建设学科，重点发展 2～3 项核心技术，提升学科核心竞争力；确定短板建设学科，着力解决 1～2 项制约学科发展的主要问题，推动学科全面发展。二是开展专项资助。以分层级、突重点为路径，实施"国家临床重点专科提升、院级学科资助"计划。以国家级重点专科为建设目标，确定妇科肿瘤中心为Ⅰ类学科，肿瘤放射治疗中心、肿瘤内科、乳腺肿瘤中心为Ⅱ类学科，打造学科先锋力量。以市级重点学科为建设目标，确定消化内科、中医肿瘤中心、影像科等为院级重点学科，形成学科后备力量。

与此同时，针对"大项目、大文章"缺乏、成果转化不充足等学科共性问题，通过构建八大科创体系，实施科技创新能力提升、国家级项目培育、科技创新平台优化、肿瘤临床试验领航、科技创新成果孕育、科研绩效评估优化六大工程，持续提升科创能力。例如，在《2022 年度科研成果表彰方案》中创新性设置重大项目奖、论文突破奖和成果转化奖励等，对科研业绩突出的个人在科室奖励的基础上予以专项科研奖励和不同级别的科研配套经费，提高科创活力，推动学科发展。

→ 管理成效 ←

"十三五"末，医院共有国家级重点专科 1 个、市级重点学科 4 个、市级单位能力提升计划建设学科 1 个、市级临床重点专科 9 个、市级科研平台 5 个、市级临床诊疗中心 3 个。近三年来，医院累计获批国家级重点专科 2 个、市级重点专科 4 个、国家级科研平台 1 个、市级科研平台 4 个，顺利获批重庆市癌症防治中心、重庆市乳腺癌临床诊疗中心，成功入选全国首批肺癌、肝癌、卵巢癌规范诊疗质量控制试点单位，提前实现并超越医院学科建设"十四五"发展规划的重点目标。肿瘤科专科声誉排行上升至重庆市第一名、西南地区前三甲（复旦排行榜），学科建设成效显著。

● **高峰学科发展迅速**

通过学科建设系列举措，肿瘤放射治疗中心顺利完成从市级重点学科到国家级重点专科的转变，实现医疗、科研、人才、教学的全方面发展。妇科肿瘤中心坚持以研究型肿瘤中心为目标，逐步形成类器官培养和药筛的学科核心技术、"达芬奇"机器人根治性妇科肿瘤手术等特色技术，妇科肿瘤患者的五年生存率居国内领先水平，学科核心竞争力优势明显。肿瘤内科是医院国家临床药物试验机构的核心科室，年均承担大型多中心临床试验项目 20 余项，开展 40 余项国内多中心肿瘤药物临床Ⅱ、Ⅲ期试验，经过专项资助，Ⅰ期病房临床试验质量顺利进入全国前三。

●● **高原学科提升明显**

通过"双板工程"建设，医院的肝胆胰肿瘤中心在 2022 年度学科评估中上升了七名，成效显著。医疗方面，在全国率先开展腹腔镜门静脉插管皮下泵置放治疗中晚期肝癌，应用开腹胆道探查手术器械行腹腔镜胆道探查术；科研方面，实现国家级项目和行业顶刊的双重突破，仅 2022 年科研业绩就高于过去五年的总和。胸部肿瘤中心原创食管癌微创手术被国际学术期刊命名"江氏吻合术"，成功将食管癌术后并发症从 20% 下降至 5%，创造了全球食管癌手术最低并发症的奇迹；原创充气式纵隔镜可视下食管癌根治术（中国术式），颠覆性创新微创食管癌手术，为患者带来更安全、快捷、舒适的手术体验，目前该项技术已纳入物价收费系统。

●●● 引领带动激发潜力

项目方面，2022 年，医院合计立项纵向项目 167 项，其中含国家自然科学基金 7 项（创新高）、国家重点研发计划子课题 1 项，合计获批纵向科研经费较 2021 年增长 60.1%。论文方面，2022 年，医院人员以第一/共第一/通讯/共通讯作者发表 SCI 论文 224 篇（创新高），平均影响因子为 5.33，其中，IF ≥ 5 共计 105 篇，IF ≥ 10 共计 17 篇，单篇 IF 最高 38.104（创新高）。成果转化方面，胸部肿瘤中心"多功能康复带项目"成功与合作方签署合同金额为 500 万元技术许可协议，实现成果转化的重大突破。

—→ 经验与展望 ←—

过去几年，医院学科建设处于快速发展阶段，逐步实现从无到有、从有到优的转变，初步建成层次分明的可持续发展学科体系。结合前期实际运用情况，在后续工作中我们将会在人才队伍建设、教学指标设置和评估时间选择等方面进行合理优化，进一步提高学科评估的科学性、准确性。

08

医院全景人力信息管理平台
顶层设计与实施应用

人事部

　　随着现代医院管理制度的探索建立和公立医院高质量发展的需要，医院的信息化建设越来越受到重视。其中，医院人力资源信息化在医院精细化运营管理中的作用日益凸显，是突破医院传统人事管理瓶颈的发展方向和关键途径。医院原有的 HRP 人力资源系统虽推动医院人事管理信息化从无到有，初步实现简单的人事信息记录、薪酬发放、考勤等电子化管理，但也存在数据质量参差不齐，缺乏科室协同管理，人才盘点时效性差、利用率低，数据资产价值难以体现等诸多问题。针对医院人力资源管理业务需求以及存在的问题，我们深化设计与整合原有人力资源系统，着力构建医院全景人力信息管理平台，实现人力资源精细化运营管理变革。

→ 工作背景 ←

● 面临挑战

医院内部信息管理要求迫切。一是人员类别复杂多样，流动性强，正编、非编人事代理、劳务派遣，规培、进修、实习等，不同身份的员工由不同的部门分管。员工管理呈现多重分工管理且无统一的协同办公平台，导致人事管理"理不顺"。二是各部门数据分离，信息断层，缺乏共建共享设计，数据缺乏统一标准，数据格式无法统一，数据质量参差不齐。部门之间数据难以匹配，收集、测评数据难度增大，医院数据出现"孤岛"现象。三是医院原有 HRP系统只能供人事部门内部使用，数据准确率不高，无法自动生成各类大型报表，已无法满足新时期的人力资源管理要求，全新的人力资源信息平台建设迫在眉睫。

●● 政策依据

关于对外政策，按照《国务院办公厅关于推动公立医院高质量发展的意见》《国务院办公厅关于建立现代医院管理制度的指导意见》《关于加强公立医院运营管理的指导意见》《国家卫生健康委办公厅关于印发医院智慧管理分级评估标准体系（试行）的通知》等有关要求，不管是推动医院高质量发展、智慧医院建设，还是等级医院评审，都要求健全公立医院运营管理体系，提高运营管理科学化、规范化、精细化、信息化水平。

●●● **核心目标**

医院人事、医务、护理、科教、党办等相关职能部门聚焦难点、痛点、堵点，梳理优化各工作流、管理流，通过需求调研论证，按照"人事主导、共建共享、医院特色、决策支持、全院应用"的总体目标，在原有人事信息系统的基础上，联合信息公司开发一套适合医院运营模式和工作流程的人力资源大数据平台，即医院全景人力信息管理平台。

——→ **实施内容** ←——

医院经过充分研讨，成立以分管人事、财务、信息的两位院领导为总负责人的领导小组，人事部主任为项目总协调人，人事部干事负责各相应模块，与部门专职人员、公司组成强有力的团队，谋划共建医院全景人力信息管理平台。

通过全景人力项目建设，将现代人力资源的理念、方法、制度、流程嵌入信息化，构建符合医院特色的人力信息管理平台。从定位上可以分为四个平台：HR 事务处理平台、HR 数据共享平台、HR 业务协同平台、HR 决策支持平台。

● **HR 事务处理平台**

该平台实现人力资源全流程管理，全面覆盖人员招聘、入职管理、人事档案、员工岗位变动、奖惩晋升、年度考核、职称评审、医德医风、合同管理、考勤上报、薪酬管理等业务应用，提升人力资源部门的日常工作效率。

◆ 1. 以招聘为例

该平台可实现从发布岗位、投递简历、筛选简历、安排面试、发送 offer 到入职报到的全过程管理。云招聘上线后，已开展 25 批次招聘活动，共计收到 7800 余份符合初筛要求的求职简历。平台可预置招聘条件，自动筛选简历、面试、考核、录用，并从不同维度开展应聘人员分析，为医院提供充分的人才保障。

◆ 2. 以薪酬为例

针对薪酬核定、计算环节多、变化频繁的特点，平台将人员变动、职称变更、职工基本信息与薪酬标准体系、薪酬核定动作进行业务联动，实现薪酬核定自动化，提高人员薪酬核定、计算效率的同时提高准确率。

◆ 3. 以考勤为例

针对以往出现的线下超额请假的现象，平台可对各类假期的超额现象实现自动预警，规范医院职工的请假流程。平台可实现各科室在线上报考勤结果、科主任在线审核，人力资源部实时监控、精准督促，平台自动按年、月统计汇总，考勤月报统计效率得以提高。

•• HR 数据共享平台

为打造医院"人力数据银行"，人事部牵头，各类人员管理的归口科室参与，全院职工配合，耗时三个月整理、核对、审核全院职工的各类基本信息、附属信息等数十万条，形成规范、准确、可实时更新的人员信息数据库。

为充分发挥"人力数据银行"的实际价值，医院规划并实现多重应用场景。例如，与全院多个系统共享，助力消除信息孤岛。医院将全景人力系统的人力资源组织架构、员工信息作为医院信息化的基础主数据，通过医院集成平台实现全院 HIS、LIMS、OA、HRP 等业务系统人员信息的实时同步，打破信息孤岛，实现员工工号的统一管理，规范、统一基础数据信息和管理口径，消除部门间、系统间无效的数据核对困扰。

此外，该平台与一线员工、科主任、护士长共享，提供更加高效、便捷的人事服务，能够强化员工归属感和认同感。通过 PC 端自助，本院员工能实时了解医院人力资源管理规范、通知事项、待办事宜，可自助查看并修改个人信息，经归口部门审核后生效，也可在线申请休假、查看个人薪酬信息、提交收入证明和任职证明等。

●●● HR 业务协同平台

人力资源管理不仅是人事部的职责，也与医务、护理、科教、党办等归口管理部门息息相关，需要多科室紧密协同，因此，急需建设一个人力业务高效协同的信息平台。例如，人事部门关注人力管理制度与规范、员工入转调离，护理部门关注护理垂直管理、资格证书、护理能级、护理人员报表，业务科室关注诊疗组管理、科室考勤上报、科室人员变动等。

人事部牵头组织各归口管理部门，协同业务部门，基于统一的人力资源管理规范，共建、共享人事大数据。不同的科室赋予不同的管理口径、管理权限，不同的业务触发不同的审批流程，实现人事业务的流程驱动、信息留痕、过程可溯、数据共享。

●●●● HR 决策支持平台

根据各部门管理要求，该平台内置 40 多张报表，自动生成统计数据，为组织调整、人员调配、人才使用提供数据支撑。同时，根据国家人事填报系统要求，平台还内置 10 余张卫生人力 PS 报表，可自动生成数据并导入到国家人事填报系统。

—→ 管理成效 ←—

经过近三年的建设，医院通过全景人力项目建设，初步构建了适应医院管理特色的人力资源信息化体系。

● 管理效能提升

医院全景人力信息管理平台运行以来极大地提升了多方管理效能，人事、医务、护理、科教、党办等部门业务联动、高效协同、数据共享，实现人事资源基础信息的互联互通、及时同步，打破信息孤岛，确保数据口径一致、账账相符，解决了部门间的数据核对问题，权威数据实时同步至各部门，各种大型报表自动生成，高效、便捷、直观、零差错。

●● 职工满意提高

通过医院全景人力信息管理平台，各科室主任能够随时掌握全科人员的情况，员工可自助开具工作、收入证明等，自助查看、维护个人信息，并提交至对应归口部门审批，规范各职能部门信息审核的职权责，提升全院各科室的员工服务满意度和医院人事档案内容信息自主利用率。

••• 工作成果涌现

医院全景人力信息管理平台获批国家软件著作权两项，相关经验总结形成的《共建人事信息银行共享互联互通平台—— 医院全景人力信息管理平台顶层设计与实施应用》案例在"第六季中国医院管理奖"中获得"智慧医院组区域优秀奖"，在"2022 医院高质量发展下创新管理与精益运营典型案例征集活动中获评"医院精益运营优秀奖"。我院多次接待区域兄弟医院参观学习，得到同行的认可。

—— 经验与展望 ——

总结医院全景人力信息管理平台的实施和应用，主要有以下三点经验。一是要做好顶层设计。平台建设是"一把手""一盘棋"工程，需要医院管理者的高度重视和统一调配，避免信息资源闲置和浪费。二是要做好经费和人力保障。平台建设是一个系统且长期的工程，是由点到线、聚线成面、面动成体的实施过程，需要全院各部门的通力合作、大力支持以及充足的资金和人力投入。三是要做好信息化环境保障。建立医院全景人力项目组和相关信息管理制度，明确信息管理人员的职责和权限，保障人事数据的安全和准确。根据医院管理的实际需要，建立统一的人事数据采集处理标准，实现医院全景人力信息管理平台建设的标准化和规范化。

未来医院全景人力信息管理平台建设将着重于加强平台功能的深度挖掘，同时提高医院现有系统间的兼容性，持续拓展信息数据应用的深度和广度，向全院各部门、各类业务提供全方位的信息支持，利用人事数据充分创造价值，以信息化手段辅助管理决策，提升医院管理水平，不断满足医院精细化管理的需求。

质量文化

01
医院全面质量管理

质量管理部

　　全面质量管理是以质量为核心，以全员参与为基础，建立一套科学、严密、高效的质量体系，以提供满足用户需要的产品或服务的全部活动。医院具有组织结构高度复杂、业务流程高度关联、职工工作高度负荷、社会舆论高度关注等特点，管理工作点多、面广、量大、线长，因此，实施全面质量管理势在必行。如何优质高效地推进全面质量管理是新时期广大医院管理者亟待解决的重点、难点问题。

⟶ 体系概述 ⟵

　　医院质量管理部在医院党委领导下，负责医院质量管理、绩效考评、医疗改革等，推进国家癌症区域医疗中心建设、国家三级公立医院绩效考核、三甲医院复评等工作，牵头建立医院全面质量管理体系。

● 构建全面质量管理体系　实现考核内容全覆盖

　　以综合目标考评体系建设为切入点。统筹考评党建、行风、医疗、科研、教学、运营等工作质量，考核结果与科室、个人的绩效发放、评优评先等挂钩，充分发挥绩效考核"指挥棒"作用。

●● 健全专家咨询决策体系　实现研究考量全维度

　　以各个专家委员会建设为着力点。根据《国务院办公厅关于建立现代医院管理制度的指导意见》等文件精神，建立由医院质量与安全委员会牵头的 26 个院级专家委员会，切实发挥专家治院作用。

●●● 建立质量安全文化体系　实现管理控制全方位

　　以医疗质量安全不良事件为突破点。系统开展院级、科级培训，营造"人人参与、全员管理"的质量安全文化氛围，鼓励职工主动发现和上报医疗质量（安全）不良事件（以下简称"不良事件"），提前防范化解风险隐患，有效发挥齐抓共管作用。

→ 管理实施 ←

● 以综合目标考评为导向搭建体系

　　坚持"能力、质量、效率"的总体原则，聚焦"精准指标、精细考核"，建立综合目标考评体系。每年年底，医院对标对表国家癌症区域医疗中心设置标准、国家三级公立医院绩效考核内涵、公立医院高质量发展要求、国家三级医院评审标准等要求，结合自身发展现状、方向、目标和年度建设主题，制订次年度综合目标管理与绩效考评方案以及各科室的综合目标责任书，作为质量管理的重要依据。

　　从考核时间看，考核分为月度、季度、半年、年度考核，不同周期的考核侧重点不同。月度考核聚焦党建、医疗、科研、教学、医保、感控、护理等考核；季度考核围绕党建工作和行风建设；半年考核涉及预算执行、工作质量和工作效率；年度考核统筹评估重点任务完成情况等，并设置年度担当作为好干部、医疗质量/科技创新/教学管理先进科室奖、突出贡献奖、综合目标考评奖等一系列奖项，树立先进典型。

　　从考核对象看，考核分为行政职能部门、临床科室、医技科室。为提升考核的精细化程度，根据科室定位、建设目标、综合水平等，将临床科室分为科研型科室、研究型科室、临床型科室，相应地调整医疗、科研、教学考核比重，并在评优评先、资源配置等方面有所区别，体现科学性和公平性。

　　从考核指标看，对各部门/科室设置通用指标，如党建工作、领导力、执行力、宣传工作、预算管理、安全生产、不良事件等。同时，结合实际为每个部门/科室制订个性化指标，如院办公室的院内公文质量，外科科室的医疗服务收入占比、出院患者手术占比、出院患者四级手术比例等，肿瘤放射治疗中心的放疗占比，重症医学科的急性生理学和慢性健康状况评价Ⅱ（acute physiology and chronic health evaluation Ⅱ，APACHE Ⅱ）等，实行精准化考核。

●● 以医疗质量管理为核心　促进转型

◆ 1. 夯实基础医疗质量

实施基础医疗质量"1138"工程，即每月1次质量通报，每季度1次医师大会，每月3张质量考核表、8个核心制度记录本，严格落实医疗质量安全核心制度。构建多部门医疗质量控制联合体，医务部、护理部、医保部、院感部、输血科、药学部、医工部等多部门协同开展医疗质量管理。强化科室主任、质控专员履职考核，建立"自查、互查、督查"机制，以点带面，提升医疗质量。定期召开以"坚守医疗底线、保障患者安全"为主题的医疗质量管理专题读书班，开展培训、督导、整改、再培训等活动，推进医疗质量管理"三基三严"专项行动。

◆ 2. 强化不良事件管理

不良事件是指在临床诊疗活动中以及医院运行过程中任何可能影响患者诊疗结果、增加患者痛苦和负担、引发医疗纠纷或医疗事故、影响医疗工作正常运行和医务人员人身安全的因素和事件。不良事件管理是医院进行全面质量管理、有效防范医疗风险的重要工具，是尽早发现医疗质量问题、预防患者和医务人员健康受到伤害的重要手段和途径。医院成立专项工作小组，建立院科两级管理体系，设置不良事件管理专员，完善管理组织架构；出台《医疗质量（安全）不良事件报告制度》《药品不良反应与药害事件监测报告管理制度》等一系列管理规定，建立不良事件管理系统，推动常态化、全流程管理；根据国家、重庆市相关规定，结合医院实际，从严重程度、特点性质等方面将不良事件分为4类12种；通过新职工岗前培训、融合发展共同体培训、医师大会培训、护士大会培训，面向全院职工讲解不良事件的概念、意义和上报流程等，提升职工的意识和能力；坚持非惩罚性、学习型理念，鼓励职工上报不良事件，对医院认定的事件每例奖励50元；强化分析处理，应用WHY-WHY图、鱼骨图、柏拉图等质量管理工具，查找不良事件的原因，从而完善制度、流程，建立长效管理机制。

●●● 以职能部门考核为重点保障发展

行政职能部门是医院的综合管理部门和服务部门，是医院实现整体战略目标的纽带，对医院发展发挥着至关重要的作用，由于工作内容差异大、考核指标难量化，其工作质量考核往往是最薄弱的环节。为提升考核的科学性、合理性，医院采取"三管齐下"的方式，优化行政职能部门质量管理。

◆ 1. 确定部门权重系数

运用德尔菲法，面向院领导，行政职能部门主任、副主任，临床医技科室主任、护士长等开展匿名问卷调查。调研分三轮实施，第一轮调研确定评价指标，第二轮调研确定各指标权重，第三轮调研确定各行政职能部门权重系数，调研结果作为院内行政职能部门月度、年度等绩效考核的重要依据。

◆ 2. 细化重点工作任务

每年度围绕医院战略规划和年度建设主题，结合实际制订各行政职能部门年度重点考核的工作内容，做到科学化、合理化。例如，2023 年医院的发展主题是"教学能力建设年"，因此，将完善教学考核体系，建设研究生师资队伍，管理本科室、研究生、住培医师、进修人员等纳入教务部的年度重点考核条款，形成量化的考核标准。

◆ 3. 开展 360° 考核

行政职能部门的月度考核是从院领导评价、行政职能部门互评、临床医技科室满意度评价等方面评估，内容包括部门间协作、服务意识、工作效率、执行力评价等。考核结果分为优、良、中 3 个等级，优秀不超过 5 个，切实选拔出工作质量突出的行政职能部门。

●●●● 以提升患者体验为宗旨优化服务

健全预约诊疗制度，运用人工智能等手段实现分时段精准预约。完善多学科联合诊疗制度，提供"患者不动医师动"的优质服务，提升疑难重症诊治能力。建设互联网医院，大力开展日间诊疗，推进临床路径全覆盖，组织临床药师提供用药指导、用药评估等服务。优化就诊环境，配备轮椅、自助机等便民设备。打造"医务社工＋志愿者"联动模式，对患者开展疼痛、心理等评估及干预，建立有温度的癌症患者服务模式。

●●●●● **以信息质量管理为支撑提升效能**

为发挥大数据管理在管理中的作用，医院建立 BI 系统，多维度、多角度地呈现、分析数据。移动端包括门诊工作、住院业务、医疗效率、资源配置、工作负荷、患者负担等指标，展示主要的运营数据；PC 端从医务、病案、药学、护理、运营等方面分析医院的工作质量，并建立门诊、住院等主题首页作为数据治理"驾驶舱"，为评估考核、管理决策提供参考。

—→ 回顾与展望 ←—

近年来，重庆大学附属肿瘤医院深入推进全面质量管理，促进医疗质量稳步提升、业务运行优质高效，实现量的合理增长和质的有效提升，呈现"五升二降"的高质量发展态势，即门急诊人次增长，出院人次、住院手术台次、三四级手术、业务收入增长，平均住院日、辅助药占比下降。医院成功纳入国家癌症区域医疗中心委市共建单位，已全面接近国家癌症区域医疗中心建设标准。

医院不良事件管理工作荣获国家药品不良反应监测中心 2021 年度全国不良反应监测评价优秀单位、2021 年度重庆市不良反应监测评价优秀单位、2020 年度沙坪坝区药品不良反应监测优秀单位等表彰，质量安全管理工作得到国内同行的高度认可。

全面质量管理体系建设是一项需要常抓不懈的系统工作，接下来的一段时期内，医院将继续做好"四个坚持"，进一步提升管理全面性、系统性，深化管理内涵。

● **坚持全方位管理**

对医院所有业务内容开展质量管控，包括诊疗质量、运营管理、后勤保障等。

●● **坚持全过程管理**

对工作事项的各个流程、环节实施评估、分析，运用 PDCA 循环理念持续改进。

●●● **坚持以患者为中心**

强化公立医院公益性，切实做到保障安全、提高质量、改善服务、提升效率。

●●●● **坚持全员参与**

将质量管理理念根植于所有职工心中，运用质量管理工具提升管理的精细化程度。

02
医疗质量控制体系
建设实践与思考

医务部

　　医疗质量是指在现有医疗技术水平及能力、条件下，医疗机构及其医务人员在临床诊断及治疗过程中，按照职业道德及诊疗规范要求，给予患者医疗照顾的程度。医疗质量是医院存在和持续发展的基石。为加强医疗质量管理，结合肿瘤专科医院特点，我院通过研究探索，建立了一套量化、模块化、系统化、多维度的质控体系，内容覆盖广，可操作性强，融入多种管理工具，具有扩展性好、持续性改进等特点，经过近年来的运行及不断改进，切实提高了医疗质量，保障了患者安全，获得了良好的成效。

→ 建设目标 ←

医疗质量管理是一项长期的系统工作，其质量控制体系也要不断改进、提高，因此，建立适宜的质控体系需要有的放矢，首先需要确定提高医疗质量、构建质控体系的长期及实践目标。一是保障患者的安全，提高患者满意度。二是广泛发动医务人员参与持续性医疗质量改进工作，促进医疗质量文化的建设。三是以预防为主，减少医疗纠纷，避免医疗事故。四是持续改进医疗质量及服务流程并有明显成效。五是收集医疗质量监控数据，分析并反馈，持续改进医疗质量。六是促进、协调本部门与其他职能部门协作开展医疗质量管理及持续性改进工作。七是以质量促效益，协助医院提高竞争力。八是满足外部评审要求。

→ 三级质量管理体系建设 ←

● 完善组织架构

医院建立了由管理委员会、职能部门和科室质控小组组成的三级质量管理体系，各层级人员按职责开展质控活动。医疗质量管理委员会负责谋划科学、前瞻、具有可操作性的医疗质量管理与控制的"顶层设计"，负责制订医院质量与安全的长期发展规划、管理方针和目标。医务部、护理部等质量管理职能部门负责对医院全程医疗质量进行监控；负责规章、制度、标准、流程的制订与修改，以及医疗质量标准的制订和完善；负责协调各科室质量控制过程中存在的问题和矛盾；督查各临床医技科室质量与安全管理，提出干预措施，并向主管业务院长或医疗质量与安全管理委员会汇报。科室质控小组负责质量与安全的具体实施。通过三级监控体系的实践，医院质量与安全管理形成了全程控制与重点控制相结合、反馈控制与预先控制相结合、科内质控与科间质控相结合的监控方法。

●● 建立院科两级质量管理制度

为进一步规范院科两级质控网络体系运行，医院制订了医疗质量管理委员会管理制度、医疗质量管理督查制度科室自查制度等一系列管理制度。建立质量管理监控、分析、报告、问题处理机制，确保质量管理取得实效。

●●● 制订临床质控督查指标

结合医院年度工作目标，以"结构—过程—结果"评估模型为依据，从资源配置、过程质量管理和结果质量3个层面确定评价框架；通过德尔菲法，建立临床质量控制标准督查指标，其中既包含与医疗机构基本标准及医院规章制度有关的指标，又包含可用于体现质量内涵和医疗服务能力的指标。

●●●● 聚焦基础质量促提升

◆ 1. "1138" 工程体系

重庆大学附属肿瘤医院从2006年开始创建"1138"工程体系，

每年根据医院发展目标，优化年度考核内容。"1138"工程即每月1次医疗质量通报，每季度1次医师大会，每月临床、医技、门诊3张考核表、8个活动记录本。

开展月度、季度、年度质量考核。医疗质量与安全通报是每月对医疗运行指标、质量指标及存在的问题进行汇总分析，提出改进办法，每季度印制成册。医师大会每季度召开，参加人员广泛，包括全院医生、护士长、科主任；内容丰富，包括每季度医疗质量与安全通报，宣讲相关医疗政策法规，行风警示教育，分析医疗纠纷、不良事件等。每月按照3张月度质量考核表完成临床医技科室的月度考核，考核表内容结合每年重点工作进行修订，考核项目逐步完善，考核细则从偏定性改进为偏定量，让考核日益科学化、精细化。规范督查科室各项活动记录本，根据实际运行情况修订，已改版9次，每个记录本从格式到内容均有要求。坚持医疗质量月度考核，建立包括督查组干事和临床医技科室质控员在内的"质控联络员网络"，实行医务部干事分片区对口负责的工作方式，抓核心制度落实，规范医疗行为，进一步推动医疗质量管理的科学化、精细化。印制十八大医疗核心制度的口袋书，发放到全院每位医生，强调核心制度的落实。

◆ 2. "1138"工程的持续改进

2006年，为提高医疗质量管理的效率和水平，医院在原有医疗质量检查项目中提炼创新，形成了新的医疗质量管理策略，即"1138"工程。2012年底，出于医院精细化管理的需要和迎接"三甲复评"检查，医务部牵头，组织专家对"1138"工程体系进行了全面优化。

2014 年，为减轻临床 / 医技科室负担，医务部下发了"1138"工程考核的常态化运行方案，精减不常用检查项目，新增重点关注项目。为充分发挥临床 / 医技科室主任在医疗质量管理工作中的主观能动性，将科室主任履职考核纳入"1138"工程考核。为保证用药合理与规范，实施临床合理用药暨"三超一重"专项整治活动，并纳入"1138"工程考核。2015 年，由于综合科和 ICU 考核项目具有一定的特异性，遂对其考核标准进行优化，设立综合科和 ICU 专用考核条款；将临床路径管理考核纳入考核体系，考核内容包括临床路径日常管理维护、入组率、完成率和完成效果评价等。2016 年，修订合理用药考核标准，改进处方点评办法，更新抗菌药物使用要求；将临床能力建设实施情况纳入科室主任履职考核，整体纳入"1138"工程考核体系；修订《肿瘤多学科联合诊疗制度》，制订肿瘤多学科联合诊疗制度执行情况考核记录表，分别对联合诊疗首 / 次席专家、诊疗组成员和联合诊疗病历进行考核。2019 年，改进医疗质量考核方式，推进落实科室自查、科室互查、医务部督查"三查"模式，并根据实际运行情况适时调整，充分调动临床医技科室的积极性，院科两级共同参与，强化医疗质量持续改进，创新推动质量管理。2021 年，结合医院"医疗质量建设"主题年活动，我院医疗管理工作以目标为导向抓落实，以问题为导向补短板、固基础、强外科、提效率、优结构，进一步凸显肿瘤专科特色，全面提质增效。

2022 年，为对标新三级医院评审标准，我院将质量数据与质量管理融合，新增医疗质量指标考核体系，建立院科两级质量指标数据库清单，区分观察与管理指标，将重点医疗服务能力、医院质量安全、重点专业质量指标纳入考核管理，促进医疗质量科学化、精细化管理。

"1138"工程运行至今已有十余年，医院每年根据质量考评效果和医院工作重点，都会对"1138"工程涉及的评分标准进行修订和完善。该工程实施以来，通过落实督导检查，不断培训、总结和提高，经过多次PDCA循环，极大地提升了医院基础医疗质量管理的内涵。

●●●●● **推专项工作　促精细化质量管理**

医疗质控体系中，专项质量管理是质控体系的重要载体和落脚点，许多工作需要专项推动。根据医院外部环境变化并以医院质量控制政策为导向确定专项的数量和内容，其内容覆盖医疗质量控制全过程，包括病历质控专项、围手术期管理专项、肿瘤诊疗质量专项、临床合理用药专项、"三基三严"专项等诸多内容。根据年初确定的方向，制订专项活动方案，重点推进与突破。

→ **管理成效** ←

通过医疗质量控制体系建设，医院医疗质量管理模式得以优化。充分调动临床医技科室积极性，全面夯实基础医疗质量，保障了高效、精细、有力的质量监管，确保了各项核心制度执行到位，最终实现全程管控医疗核心制度的目标。近五年来，在床位使用率饱和的情况下，我院一直保持少纠纷、低赔付、安全高效的医疗运行。

—→ 经验与展望 ←—

● 数智促进精细管理

医院信息化促进了医疗信息的整合及交互共享，促进了医疗质量控制工作的革新，尤其在信息采集及反馈的时效性、准确性、效率性、全面性上具有明显优势，提高了管理效率，优化了监管流程，也促进了医疗质量管理的精细化、全面化。

●● 树立"人本"质量文化

坚持"以人为本"的基本理念。一方面，坚持以患者为中心，了解患者的需求，不断提高医疗服务品质，提高患者满意度；另一方面，坚持以员工为核心，提高医院管理者对质量文化的认识，掌握先进的管理方法、形成系统的管理思维，培养具有现代化、高素质的管理队伍。

●●● 营造质量安全环境

培养每位医务人员的质量与安全意识，使员工能够自觉规范医疗行为，不断创新，积极参与持续改进医疗质量。营造员工成才与发展的氛围和条件，重视员工的意见和建议，关注员工的职业规划及成长。

03
肿瘤专科医院多学科诊疗模式
的实践与思考

医务部

—→ **什么是多学科诊疗模式** ←—

多学科诊疗模式（multi disciplinary team，MDT），是指由肿瘤外科、肿瘤内科、放疗科、病理科、影像科、普通内科、内镜中心等科室专家组成的一个比较固定的治疗团队，以共同讨论的方式，为患者制订个性化诊疗方案的过程。这种模式尤其适用于肿瘤患者的诊疗。在肿瘤 MDT 模式中，成立以病种为单位的各个 MDT 小组，患者在治疗前可得到由相关学科专家组成的专家团队进行的综合评估，以共同制订科学、合理、规范的诊疗方案，共同参与肿瘤患者的全程管理。

—→ 为什么要做 MDT ←—

多学科诊疗模式契合了单一性向多元化发展的整合医学方向，借鉴了专科化向整体化运行的集成医学发展模式，体现了个体化向团体化合作的诊疗中心趋势。多学科诊疗模式在提高肿瘤诊治水平、患者受益、提升团队业务能力等方面有积极、重大的意义。

● 多学科诊疗模式是提高肿瘤诊治水平的重要举措

2015 年 9 月，国务院办公厅印发的《国务院办公厅关于推进分级诊疗制度建设的指导意见》明确了大型医院的主要任务是致力于重大疾病、疑难杂症的诊治。从医疗实践来看，仅依靠单一学科无法为肿瘤治疗提供最佳方案，只有多学科协同配合、共同参与，才能为肿瘤患者提供规范化、个体化、连续性的最佳综合治疗方案。国家卫生健康委员会印发的《关于印发进一步改善医疗服务行动计划（2018—2020 年）的通知》《关于开展肿瘤多学科诊疗试点工作的通知》等文件也明确将推广多学科诊疗模式作为进一步提高国内肿瘤等疑难复杂疾病的规范化诊疗水平和保障医疗质量安全的重要举措。

●● 多学科诊疗模式是提升团队业务能力的重要保障

多学科诊疗模式不仅是一种诊疗模式，更是学术交流的平台、继续教育的阵地，有助于打破学科壁垒，促进学科间合作，促进团队能力培养，实现医教研健康管理的真正整合。我院通过对多学科团队积极开展培训、强化学习、加强学术交流以及邀请团队内专家和院外专家举办学术讲座等形式，不断更新医务人员的诊疗理念，从而不断提升医务人员综合业务能力。

●●● 多学科诊疗模式是肿瘤患者受益最大化的重要方式

多学科诊疗模式实现了以疾病为中心向以患者为中心的转变，以循证医学为证据进行诊断和治疗，通过多学科讨论能够使治疗方案更加优化，实现肿瘤患者个性化治疗，有利于从多角度早期干预，避免对疾病的单一治疗、重复治疗和过度治疗；有助于提高疗效，帮助患者改善生存质量、节约费用、节约时间，让患者真正受益。

—→ 多学科诊疗模式的实践 ←—

我院自 2003 年起开始探索肿瘤多学科诊疗模式，始终坚持以患者为中心、以聚合医疗资源为基本的工作思路，以全面提升肿瘤诊治水平为核心工作目标，不断优化改进。目前多学科诊疗模式已较为成熟、完善，初步打造出肿瘤医院多学科诊疗品牌特色，在重庆市内具有一定影响力。

● 聚焦区域高发肿瘤　以病种为中心整合现有医疗资源

医院积极利用重庆市肿瘤防治办公室优势，结合重庆市及周边省市肿瘤高发特点，以病种为中心，集中医院现有优势医疗资源，成立以病种为单位的肿瘤多学科诊疗小组，促进各专业协同协调发展，提升疾病综合诊疗水平和患者医疗服务舒适性。各诊疗小组根据病种特点设立主要由肿瘤内科、肿瘤外科、肿瘤放射治疗科、中医肿瘤科、麻醉、心理治疗学、影像学、病理学、药学等学科专家组成的专家组，设定 AB 角，负责诊疗小组开展多学科联合诊疗工作。从 2004 年建立肺癌、鼻咽癌、宫颈癌、乳腺癌、食管癌、淋巴瘤 6 个常见肿瘤病种开展多学科联合会诊，到目前已成立子宫颈癌、肺癌、乳腺癌、鼻咽癌、食管癌、前列腺癌、结直肠癌、肝癌、头颈肿瘤、恶性淋巴瘤、临床营养支持、肿瘤心脏病、脑胶质瘤等 20 多个多学科联合诊疗团队，基本实现了区域内高发肿瘤多学科诊疗全覆盖。

●● 立足改善就医体验　以患者为中心优化就医服务流程

医院坚持以患者为中心，不断优化多学科诊疗就医服务流程。2013 年，医院建立了多学科门诊、多学科会诊工作流程等，推进住院患者肿瘤多学科诊疗，大力推广肿瘤多学科联合门诊，除保留原有的电话预约外，还增加了官方网站及微信预约挂号方式。近年来，多学科诊疗人次持续增加，2022 年开展多学科联合诊疗达 7649 例次。

●●● 紧盯工作内涵质量　持续改进多学科诊疗工作机制

◆ 1. 完善制度，确保多学科诊疗规范

医院不断探索和完善肿瘤多学科联合诊疗模式，形成了《肿瘤多学科联合诊疗管理制度》《肿瘤多学科综合门诊管理制度》《肿瘤多学科联合诊疗首次席专家遴选与管理办法》《肿瘤多学科联合诊疗经费管理制度》等一系列管理制度，执行首席专家负责制，实行动态管理，强化职责和纪律，开展督查与指导，保证多学科联合诊疗规范化开展。

◆ 2. 落实待遇，提高医务人员积极性

设立院级肿瘤多学科诊疗首席专家岗位津贴，为首席专家提供更多科研支持及学术交流机会。建立肿瘤多学科联合诊疗专项经费，参照科研经费管理，各项目负责人为各首席专家。

◆ 3. 加强考核，提升多学科诊疗内涵质量

医务部每月对各小组诊疗工作开展情况进行考核，强化小组职责及劳动纪律，对考勤情况进行通报。制订肿瘤多学科诊疗制度执行情况考核记录表，由专职医疗专家对联合诊疗后经管医师执行专家组意见情况进行督查，考核结果纳入科室医疗质量考核及年度综合目标考核中，严格控制肿瘤诊疗的不规范行为，持续改进诊疗质量。

●●●● 着眼"一网一链"建设 不断提升全市肿瘤综合诊治水平

2015 年，为全面提升全市肿瘤规范化诊治水平，医院积极履行重庆市癌症中心、重庆市肿瘤防治办公室、重庆市肿瘤医疗质控中心职责，启动构建重庆市"一网一链"肿瘤防治体系，即在重庆及周边地区构建以重庆市肿瘤医院为核心、二级医院为枢纽、基层医疗机构为重点的相互协作、上下联动的肿瘤防治网络，建立肿瘤防控"横到边、纵到底"的立体架构，形成涵盖肿瘤登记、科普宣传、早期筛查、规范诊疗、康复管理的肿瘤服务链，推行肿瘤全过程管理模式及理念，制订统一的全过程管理规范与路径。以开展远程医疗、派驻专家团队、推广适宜技术、共享医疗资源、培养专科人才、

开展科研合作等为抓手，努力使肿瘤诊疗更加安全、就诊更加便利、沟通更加有效、体验更加舒适，逐步形成区域协同、信息共享、服务一体、多学科联合的新时代肿瘤医疗服务格局，最终实现防治网络医院同质化肿瘤医疗服务。

目前，医院已运行双向转诊、远程 MDT、远程放疗、基因检测等平台，建成涵盖 15 个二级肿瘤医院、27 个肿瘤规范化诊疗基地、57 家肿瘤防治协作单位累计 99 家成员单位的三级肿瘤防治网。医院通过采取组团方式为各分院、基地医院提供肿瘤多学科诊疗技术指导工作，推广肿瘤适宜技术，组织肿瘤多学科联合诊疗现场培训、远程培训，开展远程会诊等，切实提高基层医院肿瘤规范诊治能力；在肿瘤防治网络体系内初步建立与各基层医院上下联动的肿瘤分级预约诊疗模式，基本形成市内肿瘤患者"基层首诊、双向转诊、急慢分治、上下联动"的分级诊疗模式，有效解决肿瘤患者"看病难"的问题；依托重庆市肿瘤专科医师培训基地、重庆市肿瘤专科护士培训基地、万名医师肿瘤学培训项目、医院继续教育项目等加强基层医院人才培养，免费接收基层医院医护人员学习肿瘤学理论与诊疗技术，提高基层医院医护人员肿瘤专科医疗及护理整体水平。

下一步，医院将按照《关于开展肿瘤多学科诊疗试点工作的通知》等文件要求，建立肿瘤 MDT 病例数据库，不断完善肿瘤多学科诊疗质量控制指标，重点加强对肿瘤诊治规范性、MDT 运行情况、MDT 病例治疗效果和卫生经济学的评估，不断优化多学科诊疗模式，持续提升肿瘤综合诊疗水平，努力为患者提供更高水平、更加舒适的优质医疗服务。

04
MRSA 防控全程管理模式的实践探索

感染控制与放射防护部

耐甲氧西林金黄色葡萄球菌（methicillin-resistant staphylo-coccus aureus，MRSA）与乙型病毒性肝炎、获得性免疫缺陷综合征同为世界三大感染性疾病，严重威胁人类健康。2019 年，世界卫生组织（world health organization，WHO）关于患者安全的 10 个事实中指出，MRSA 感染人数逐步上升。据估计，与非耐药性感染人群相比，感染 MRSA 的患者的死亡率高达 64%。

2021 年全国细菌耐药监测报告显示，MRSA 全国平均检出率为 29.4%，重庆市为 27.3%。重庆大学附属肿瘤医院作为重庆市唯一的三级甲等肿瘤专科医院，2018 年 MRSA 检出率（29.3%）高于重庆市平均水平（24.9%）。医院收治的大部分患者具有 MRSA

感染的危险因素，如恶性肿瘤患者、四级手术、放化疗、免疫力低下、侵入性操作尤其经中心静脉置管多、平均住院日长等。因此，医院在国家颁布的多重耐药菌防控指南基础上提出了 MRSA 防控全程管理模式。

── 工作背景 ──

2014—2018 年，医院 MRSA 检出率每年平均递增 3%，2019 年第三季度的 MRSA 检出率更是高达 45.3%。以 2019 年为例，MRSA 在 5 种多重耐药菌株（MRSA、VRE、CRE、CRPA、CRAB）中的检出占比为 67.6%（75/111）。2019 年临床标本检出 MRSA75 株，分布在全院 19 个科室。2019 年医院 MRSA 感染 35 例次，同比增加 11 例次。医院 MRSA 感染的感染部位主要为手术部位、导管相关血流、下呼吸道、皮肤和软组织。MRSA 感染对Ⅰ类切口感染率和医院感染率有一定的影响，而这两项指标均为国家癌症区域中心考核指标。

根据《遏制细菌耐药国家行动计划（2016-2020 年）》，鼓励开展细菌耐药分子流行病学研究，掌握不同医疗机构的传播与差别，为细菌耐药控制策略提供科学数据。为保证 MRSA 防控全程管理决策的有效性，利用分子流行病学的金标准二代测序技术进行同源性分析，对医院 2019 年第三季度检出的 MRSA 菌株（包括患者的临床标本和工作人员的鼻拭子）送检，结果证实，60% 为传播导致（涉及科内及科间传播），40% 为抗菌药物诱导及院外输入。二代测序结果颠覆了传统观点——细菌耐药增长主要是抗菌药物不合理使用甚至滥用导致。这一结果触发感控人开启主动学习模式，查阅相关专业的文献、指南及书籍，然而世界各地流行病学不尽相同，对 MRSA 筛查的最佳方案和筛查范围仍存在争议。国外相关文献提到鼻腔 MRSA 定植携带时间长达 1 ~ 4 年，完成去定植方案 2 天后的 MRSA 清除率为 53%。人与人之间的接触传播是 MRSA 在医疗机构最为常见的传播方式，鼻腔是 MRSA 的繁殖场所，鼻腔定植 MRSA 在流行学上传播意义更大。因此，鼻腔 MRSA 作为活动性的传染源及繁殖场所引起了肿瘤医院感控人的高度重视。

为保障患者安全，提高 MRSA 防控水平，低成本、高效率地发现及消除传染源是 MRSA 防控的关键，MRSA 全程防控管理模式探索迫在眉睫。该模式是在常规多重耐药菌管理基础上做到早发现至早解除隔离的无缝衔接一体化管理。

→ **实施过程** ←

● **追根溯源　现状整理**

探索该模式前，医院相关人员反复查阅了 2011—2019 年多重耐药防控相关文件，发现存在的主要问题如下。

2011 年《多重耐药菌医院感染预防与控制技术指南（试行）》中，临床感染症状好转解除隔离后，传播隐患仍然存在。

2015 年《多重耐药菌医院感染预防与控制中国专家共识》将鼻腔 MRSA 去定植作为特殊防控措施，未作为常规防控措施。

2019 年《医院感染十项核心制度》中未提及对患者的密切接触者，如患者家属、医院工作人员的主动监测和干预，仅指出必要时可针对环境和患者开展主动监测和干预。

2019 年《医院感染预防与控制标准操作规程（第 2 版）》没有解除隔离时机的建议。

●● **多方联动　合理分工**

基于以上问题，医院启动联动机制。业务院长统筹管理，感控科组织协调，组建多学科管理团队，督导落实各部门及科室职责。

◆ 1. 感控科

（1）确定筛查对象。

与 2019 版相比，2020 版"鼻拭子 MRSA 筛查对象"扩大了筛查对象，缩短了筛查间隔。筛查对象包括：临床标本中检出 MRSA 的患者、MRSA 患者的密切接触者（包括患者家属或其看护、主管医生及护士、所在病区的清洁工及护工）、血透室新增患者、非择期术后进入 ICU 的所有患者、既往 MRSA 人员（3 个月后复查）、入院时存在皮肤软组织感染的患者、进修人员、ICU 工作人员（每年常规筛查 1 次）。

（2）统一采样方法。

参照《美国微生物学会临床微生物标本送检指南》，统一采集方法，具体操作为：进行鼻前庭拭子标本采集，将拭子蘸取无菌生理盐水湿润后，将拭子插入鼻孔内至少 1 cm 处，旋转拭子用力采集黏膜标本，并使其停留 10 ～ 15 秒，以同一拭子、同样的方法采集另一鼻孔，采样完成后将拭子保存在运送培养基管内送检。

（3）制订鼻拭子 MRSA 筛查流程。

针对患者鼻拭子 MRSA 筛查，开具相关医嘱，选择临时医嘱"一般细菌培养"，标本类型选择鼻拭子筛 MRSA（图 16）。针对 MRSA 患者的密切接触者筛查，则需要开具纸质申请单（表 2），填写申请单送至检验科微生物室。

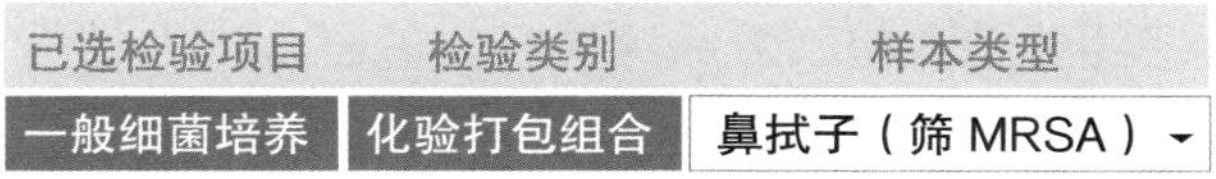

已选检验项目	检验类别	样本类型
一般细菌培养	化验打包组合	鼻拭子（筛 MRSA）▾

图 16　鼻拭子筛查相关医嘱

表 2　重庆大学附属肿瘤医院
鼻拭子 MRSA 筛查申请单（送往内科医技楼 6 楼微生物室）

送检日期	送检科室	楼层	姓名	人员类别（如医生、护士、清洁工、护工、某某患者家属等）	性别	年龄

（4）制订解除隔离时机。

同时满足以下两项后可解除隔离：①临床科室评估患者原感染部位 MRSA 已经清除；②鼻拭子连续筛查 2 次（至少间隔 24 小时）结果均为阴性。

◆ 2. 检验科微生物室

（1）制订"四步"检测流程。

第一步，进行血平板三区划线培养；第二步，对有溶血环的可疑金黄色葡萄球菌进行质谱快速鉴定；第三步，对金黄色葡萄球菌进行头孢西丁纸片试验；第四步，根据抑菌环直径判读结果，

> 22 mm 为敏感金葡菌，≥ 21 mm 为 MRSA。

（2）优化阳性响应机制。

当检测结果确认为 MRSA 时，微生物室检测人员通过 OA 系统报告给感控科专职人员，同时通知临床科室。

◆ 3. 药学部

在国外 MRSA 去定植方案的基础上不断进行优化。

（1）使用莫匹罗星软膏涂抹鼻腔，每日 3 次，持续 5 日。

（2）用皮肤消毒巾擦拭全身，每日 3 次，持续 2 日，特别注意擦拭腋窝、会阴、腹股沟这 3 个皮肤皱褶部位。

（3）连续 3 日对床单、枕套、毛巾及衣物进行更换。

（4）患者出院前安排家属做好家居环境的清洁消毒，至少两遍。

●●● 提前预警　做好防控

通过监测软件预警及早提醒，督导科室做好防控管理。继续做好包括手卫生依从性监管、接触隔离措施的有效实施与监管、抗菌药物的合理应用与管理、减少设备共用及加强环境清洁消毒（特别是高频接触表面的清洁与消毒）、医疗废物管理，同时将多重耐药菌纳入危急值报告管理。

●●●● 制订制度　强化培训

强化多重耐药菌防控培训，在全院医师大会、感染控制专项培训会等会议上进行多重耐药菌防控知识培训。对护工反复进行宣教培训，加强无菌观念和预防医院感染的意识。在重症医学科、普通内科、肿瘤放射治疗中心等多科室进行多重耐药菌防控知识培训及鼻拭子 MRSA 筛查操作演示，最终制订我院 MRSA 防控管理制度并通过医院 OA 系统发布。通过知识培训、鼻拭子 MRSA 筛查现场演示、制度发布等方式，MRSA 防控得以真正深入临床、走进科室、融入医护。

→ **管理成效** ←

医院实施 MRSA 防控全程管理，临床科室、行政部门、医技科室等多部门协作，完善各项防控措施，实现全程监督，提高了多重耐药菌感染管理效率，具体成效如下。

● **严落实，持续减少 MRSA 感染**

2019 年第三季度 MRSA 检出率为 45.3%，医院 MRSA 感染人数 11 人，第四季度 MRSA 检出率为 26.0%，MRSA 感染人数 6 人，MRSA 检出率下降 19.3 个百分点。2019 年下半年 MRSA 检出率为 33.9%，MRSA 感染人数 11 人，2020 年上半年 MRSA 检出率为 20.6%，MRSA 感染人数 6 人，MRSA 检出率下降 13.3 个百分点。

●● **强筛查，有效阻断 MRSA 传播**

MRSA 筛查提高了对患者及其密切接触者的 MRSA 检出。

2020 年上半年数据显示，筛查标本检出 MRSA 数量是临床标本的 1.7 倍，检出阳性率是临床标本的 24.2 倍。筛查可提前阻断 MRSA 在临床科室的传播，2019 年四季度鼻拭子 MRSA 筛查密切接触者共检测出阳性 33 人，2020 年上半年密切接触者共检测出阳性 21 人。

●●● 去定植，精准安全解除隔离

2019 年，对医院 28 名鼻腔 MRSA 人员进行去定植观察，短期转阴率为 100%（疗程结束后 2 天），半年转阴率为 85.7%，2 名复阳者再次使用莫匹罗星失败，改为聚维酮碘联合洗必泰后成功转阴。

——→ 不足与展望 ←——

医院 MRSA 防控全程管理模式的实践，体现出常规多重耐药菌管理所不具备的优势。该模式在实际推行过程中虽仍存在部分问题，如筛查增加后给临床科室隔离工作量增加压力、转科患者筛查时期难以确定、筛查范围和间隔时期难以把控、阳性工作人员的工作安排及心理疏导困难、工作人员家属筛查困难等。但本着患者安全第一的原则，结合内外科实际工作的需要，通过对阳性工作人员参照职业暴露进行关心关爱的方式，上述问题逐步得到解决。

医院在顶层设计时为 MRSA 防控全程管理搭好合理的组织架构，并给予制度、人员、经费等多方面保障，做到多学科资源的合

理整合，快速提高了 MRSA 防控水平，通过掀起"MRSA 全程防控管理"热潮，不断增强医院工作人员、患者及其家属的 MRSA 防控意识，推进各科室进行 MRSA 防控体系建设，在医院高质量发展的大道上践行"人民至上、生命至上"。未来，医院将持续关注 MRSA 检出趋势，相信该模式能够为 MRSA 防控面临的挑战作出更大的贡献。

05
DRG 背景下病案首页质控体系的
建立与应用

/

病案管理部

　　疾病诊断相关分组（diagnosis related groups，DRG）是用于衡量医疗服务质量效率及医保支付的重要风险调控工具，其实质是一种病例组合分类方案。实际应用中，根据病案首页的主要疾病诊断和主要手术及操作，结合患者年龄、合并症、并发症、治疗方式、住院天数、疾病严重程度及转归等因素对患者进行分组。临床医师病案首页的填写质量直接影响到 DRG 的分组、权重及费用支付，加强病案首页质量控制对推进 DRG 医保支付方式改革至关重要。

——→ 工作背景 ←——

● 问题评价与分析

病案首页数据质量直接关系着 DRG 分组的准确性和应用的信服力，在实践中存在首页基本信息错填漏填，主要诊断或手术及操作选择错误，疾病、手术操作编码错误等问题，导致病案首页数据质量较差，病案首页数据价值未能充分体现，严重阻碍了医院 DRG 医保支付方式改革进程。

我院为快速提升病案首页质量，从 2017 年开始将病案首页专项质控作为医院的重点工作之一大力推进，要求临床科室按照国家相关规定规范填写病案首页，通过集中培训、分科辅导、质控考核、系统优化、绩效引导等措施加强病案首页质量控制，持续提升病案首页质量，确保考核数据客观、真实。

●● 政策依据

国家卫生健康委员会印发的《卫生部关于修订住院病案首页的通知》《住院病案首页数据填写质量规范（暂行）》《病案管理质量控制指标（2021 年版）》等文件，对住院病案首页有关项目的填写方法进行了详细说明，对病案首页数据填写以及质量控制作出明确要求，从纸质病案书写层面深入到数据化、信息化层面，进一步严格规范疾病诊断和手术操作的填写内容以及质量控制指标。

——→ 管理思路 ←——

提高病案首页数据质量有三部分关键工作：一是临床填得准，医生按要求把病案首页填全、填准，这是最基本也是最重要的一项工作，可从源头上确保病案首页的合格率与 DRG 入组率；二是编码编得对，编码员按照 ICD-10、ICD-9-CM-3 等要求，正确地将病案首页信息编码"翻译"成医保系统可以识别的语言；三是信息传得全，借助智能化手段，对上传的信息进行审核、校对，保证信息传递准确、全面。这三项工作环环相扣，需做到无缝衔接。

——→ 实施过程 ←——

● 健全组织架构　完善相关制度

为加强病案首页质量控制，推进 DRG 医保支付方式改革工作的顺利开展，医院构建了院级—病案管理部—科级的三级质控架构，加强组织领导和部门协作，形成病案首页质控工作合力。医院组建病案首页质控工作领导小组，由分管副院长担任组长，负责贯彻国家、行业、医保局对病案首页质控的管理要求，制订医院病案首页质量管理相关制度并监督实施，明确各有关部门及人员在质控体系中的职责。领导小组下设临床科级病案首页质控小组，承担一级质控，从科室层面实现病案首页质量的自查、自检、自控；病案管理部病案首页质控小组保障病案首页内容，尤其是编码的准确性、完整性，定期对临床科室的病案首页填写质量进行二级质控及考核，定期汇总、分析、反馈病案首页质控问题；病案首页院级质控小组办公室设在医务部，联合医务部进行院级病案质控。

此外，病案管理部和医务部牵头，多次开展专题研究、安排部署病历质控和病案管理，完善制度建设，健全标准体系，相继制订了《病历质量改进方案》《病历专项绩效方案》《病案首页质量控制体系建设方案》等管理制度并严格执行，从制度层面明确病历质控相关要求，细化内控措施，病案首页质控与绩效改革挂钩同步运行，明确奖惩机制，强化内部监管，用制度保障病案首页数据质量。

●● 加强政策宣传　增强规范意识

为了让医护人员明确病案首页填写质量对 DRG 医保支付方式改革的重要性，医院加大政策宣传力度，有针对性地进行宣传培训，从临床医技科室到行政职能部门，根据不同岗位、不同工作内容设置了相应的培训课程，围绕 DRG 基本概念、医保支付、编码规则、DRG 医保支付方式改革形势下病案首页填写规范要求以及临床医技科室应对策略等方面做了详细的分析解读，促使医护人员加深对政策的了解，深刻理解 DRG 的内涵，熟练掌握病案首页的填写要求，高度认识到病案首页规范化填写的必要性和重要性，积极转变观念、切换思维模式，提高病案首页规范填写责任意识。

●●● 采取信息手段　创新管理模式

医院对病案信息系统进行升级改造，赋能病案首页管理，构建病案首页智能质控系统，并将质控规则内置于医生端和病案端，在临床医生填写病历时进行实时质控，从数据源头确保病案首页的规范性、完整性与准确性。病历完成后，系统会再次对编码的完整性、合理性等进行质控，实现人工管理向智能管理的变革；主要诊断和主要手术操作是 DRG 分组的主要因素，为病案首页质量控制的重点，实行病案首页和医保结算清单的主要诊断和手术操作的双编码管理流程。

●●●● 前置质控环节　闭环数据质控

设计以监测前置的环节质控流程、终末质控考评流程，将质控过程前置到临床医生书写的电子病历中，在临床医生提交病历时实时质控，通过完整性校验、逻辑性校验、病历智能评分、DRG 质控等规则全面审核病历质量，发现病历质量问题并提示纠正，尽可能做到问题病历不出科，体现科室质控对临床医师的管理要求。

病案管理部对临床提交的病案再次进行自动化质控和专家人工质控，统计、对比分析质控问题，形成月度、季度、年度质量报告反馈临床并循环审核，保证病案数据改进统一，将质控流程节点与临床应用深度融合，从而实现从临床到终末病案的闭环管理，加强对病案首页的形式和逻辑质控。

●●●●● 加强专项培训　提高编码水平

病案首页书写的第一关是临床医生，病案管理部定期组织编码员到各临床科室进行现场培训，针对临床医师首页填写存在的问题，及时召开会议反馈和强化培训，结合具体病例与临床医生讨论疾病编码的选择，畅通医生和编码员对话渠道，有效解决"管理不懂临床、临床不参与管理"的医院管理痛点，以此达到病案首页质量的有效控制和持续改进管理，不断提高临床医师病案首页填写的及时性、完整性、准确性，尽可能地规避病案首页填写问题中最常见的漏填、错填现象，促使病案首页数据质量得到有效提升。同时，病案管理部不定期组织编码员开展科内编码专业知识学习，包括主要诊断选择原则、疾病和手术操作编码规则，在学习过程中加入具体的案例分析，增强实用性；组织编码员积极参加市内外的各类编码培训班，提升病案编码员的专业技能和责任意识。

→ **管理成效** ←

通过以上建章立制、流程重塑、数字化改革、强化专业培训等措施持续改进，我院病案首页质量显著提高。

● **病案归档入组提质增效**

2022年，病案平均归档时间比2021年同期提前2.8天完成，病案10日归档率达100%，完全符合DRG医保支付方式改革10日内上传的要求，保障了DRG医保支付方式改革工作的顺利开展。

●● **编码准确率明显提高**

通过加强病案首页质量管理和控制，我院病案DRG入组率达到 100%，主要诊断选择正确率提高 6.33%，主要手术选择正确率提高 5.72%，主要诊断编码准确率提高 5.35%，主要手术编码准确率提高 3.97%。

●●● 病案首页填写质量明显提升

2022 年度病案首页填写质量的各项考核指标总体呈上升趋势，病案首页填写质量不断提升。主要诊断选择正确率为 98.16%，其他诊断填写正确率为 90.01%，手术操作填写正确率为 90.50%，病案首页数据质量优秀率为 93.10%，病案首页合格率为 97.21%。

—→ 经验与展望 ←—

在当前 DRG 推行的大背景下，病案首页的作用发生了根本性改变，由统计延伸为支付相关，医疗机构须稳舵奋楫，精业笃行，顺应改革大潮，为 DRG 医保支付方式改革提供信息基础。

● 培训促提升　专业引领共成长

加强编码员培训，提升编码员的编码知识与技能水平；面向临床科室开展专项培训，提高临床病案首页填写规范化水平。

●● 向以数据为基础的精细化管理要质量

扩大质控深度与广度，潜研问题并持续改进，联动医保部促进

DRG 支付方式改革等措施，提升病案首页数据质量。

●●● 团结协作　服务发展大局

　　各部门积极参与，多环节共同努力，病案管理部全面质量管控，保证病案资料信息的可信度和数据的有效利用，提升医院精细化管理水平，从而更好地服务患者、服务社会，为医疗改革工作的应用与推广保驾护航。

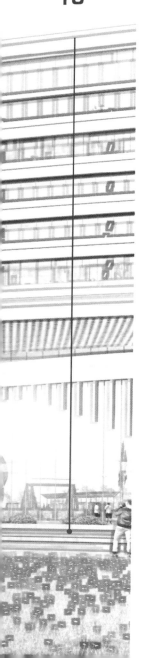

服务文化

01
基于互联网平台的"157"路径式健康教育模式的构建与实践

/

护理部

　　健康教育是通过有计划、有组织的系统教育过程，促进患者自觉地采取有利于健康的行为，以改善、维持和促进个体健康。健康教育是提高患者健康素养的有效途径，是临床上最简单、经济的治疗和护理手段，在帮助患者促进健康、预防疾病、恢复健康等方面发挥着重要作用。

→ 项目背景 ←

健康教育在帮助患者恢复健康，提高健康水平方面发挥着重要作用。临床工作中，临床健康教育多以单向传播为主，护士未接受健康教育系统培训，多采用面对面宣讲、纸质资料为主的单向传播，内容缺乏标准化和同质化，形式缺乏多样化和个性化，宣传途径缺乏信息技术支撑，导致健康教育效果不理想。

根据《国务院办公厅关于加强三级公立医院绩效考核工作的意见》《国家卫生健康委办公厅关于开展"互联网＋护理服务"试点工作的通知》等政策指引，从 2020 年到 2022 年，重庆大学附属肿瘤医院从宣教内容、形式、途径等方面进行系统建设，构建了基于互联网平台的"157"路径式健康教育新模式，促进信息技术与健康教育融合，助推健康教育的体系化、信息化和路径化，旨在优化宣教流程、提升健康教育品质、改善患者体验。

→ 主要做法 ←

● "1"个平台构建——搭架构

2020 年下半年，护理部牵头成立由护理部、信息部、宣教部等多部门合作的管理团队。团队设置项目顾问、项目指导、项目负责人和执行团队共计 35 人，主要负责健康教育的项目调研、原因分析、方案拟订、意见收集、方向确定、标准制订、组织培训、措施落实和质量评价，并对相关风险拟定防范措施。同时，根据医院智慧医院建设的政策指引和健康教育专项经费的设置等，为本次项目的顺利开展提供了政策和经费保障。

项目组依据马斯洛需求层次理论和认知行为相关理论，结合六西格玛（6σ）的管理工具进行现状分析、根因分析，确定健康教育有效率低的主要原因（图17），确定核心目标是从宣教内容、形式、途径进行系统建设，基于互联网平台构建"157"路径式健康教育新模式（图18）。2020年下半年，项目组通过信息技术与健康教育相结合，建立健康教育信息化平台，同步完成护患端人员匹配和操作系统对接等工作。2021年，平台构建完成以后，团队组织内科、外科分别试点运行，收集反馈意见并进行修改优化，组织全院多轮培训后推广使用。

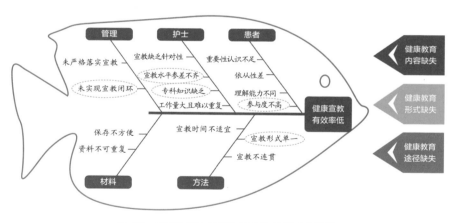

图17　健康教育未得到良好实施的根因分析图

●● "5"种类别—— 丰内涵

2021年下半年，项目组借助互联网平台，建立"云上"健康教育知识库（支持文字、图片、视频、语音等形式），包括院级知

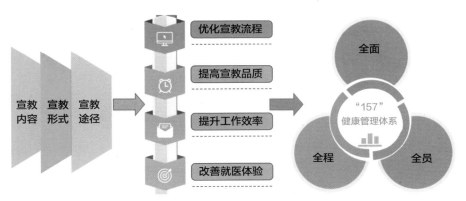

图 18　核心目标—— 基于互联网平台构建路径式健康教育管理体系

识库和科级知识库两大类（图 19）。知识库根据患者年龄、疾病和
文化程度，建立 5 种交叉联合的健康教育类别，包括动漫视频、图
文手册、健康讲座、实物指导和健康俱乐部（图 20）。院级知识库
主要制作各科室的通用课程，包括出入院知识、检查检验、饮食活
动、用药指导等内容，形式主要为医院自主开发设计的 28 项动漫
宣教视频（高度还原现场实景、人物形象和运行模式）。科级知识
库主要根据疾病专科特点和护理特色，根据疾病的临床路径，分疾

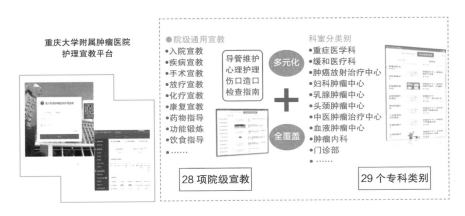

图 19　"1" 个平台—— 重庆大学附属肿瘤医院 "云上" 健康教育知识库

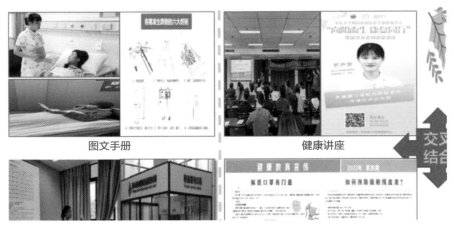

图 20　建立重庆大学附属肿瘤医院 5 类健康教育形式

病、分种类地建立科室宣教知识条目，制作专科宣教课程，覆盖 29 个专科类别（近 700 个疾病项目类别）。知识库定稿阶段，团队将 28 个科室的宣教按照类别进行分类，组建专家团队对全院健康教育内容进行分区推进，对宣教内容反复讨论，逐字修改，经过"四上四下"修改定稿。

●●● "7" 条途径—— 促多元

2022 年上半年，项目组采用线上、线下两种形式同步推送，满足患者的健康知识需求。主要路径包括面对面指导、医院电视台频道滚动播出、掌上电脑推送、工作站系统推送、手机 App 推送、公众号自助查阅、智能随访系统匹配推送 7 种路径（图 21），满足患者家属自助查阅和护士推送需求，有效提升健康教育效率。同时，科室根据疾病的专科特点，遵循临床路径"时间为横轴，干预手段为纵轴"的特征，拟订"一病一策"的健康教育路径实施单。患者进入护理宣教平台，主管护士根据患者的疾病种类和治疗周期，建立患者"门诊—住院—居家"的全程健康宣教路径单，满足患者个性化需求，实现健康教育的闭环管理（图22），有效提升护理服务质量。

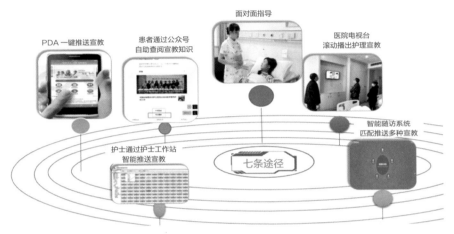

图21　"7"条途径——打造多元化健康教育途径

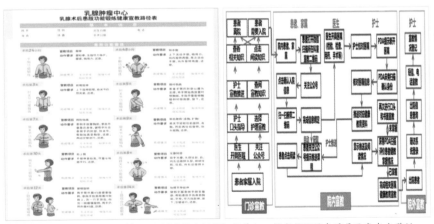

遵循临床路径"时间为横轴、干预手段为纵轴"的特征，提高护理服务质量及患者自觉性

图22　建立基于"互联网"路径化宣教闭环管理

●●●● **实时反馈—— 提效率**

2022 年下半年，项目组通过宣教平台建立实时反馈系统（图 23），支持数据生成汇总、阅读情况反馈和在线疑问解答等功能，实现"护士推送—患者阅读，患者未读—护士督促，患者疑问—护士解答"等功能，助推护患实时互动、双向监督、实时评价的落实。护理管理者可通过护理决策系统的手机端查询责任护士健康教育的开展及落实情况，定期组织专项质量考核，并反馈至科室质控团队，持续改进健康教育质量。

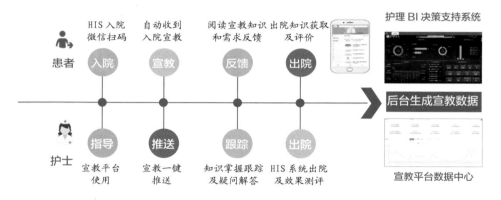

图 23　信息化—— 建立健康教育实时反馈系统

—→ **开展成效** ←—

● **护士—— 统一标准，提升能力**

通过开展健康教育项目，建立医院健康宣教知识库，全院护士接受系统培训，统一健康宣教标准，有效提升护士健康教育能力。通过健康宣教平台的建立，实现多种路径辅助健康教育的多样化，护士健康宣教效果明显提升。信息平台的高效率有效地改善了护士的执业环境，患者及家属鲜花点赞 4.5 万人次，获得锦旗、表扬信 236 项次，护士满意度提升至 99%，执业环境得分高于重庆市和全国三甲医院的平均水平。同时，相关项目获批省部 / 厅局级科研课题 12 项，护理新技术 14 项，发表相关论文近 30 篇，有效地提升了护士的职业价值。

●● 患者——提升认知，促进康复

通过健康宣教平台的建设，患者接受面对面宣教的同时，可通过线上、线下两种途径自助查阅健康知识，碎片化时间得以充分利用，以减少健康知识的遗忘，主动采取健康行为，促进有效康复。患者健康知识查阅近 50 万条 / 年，患者及家属相关知识阅读率达 88.2%，知晓率达 82.67%，第三方患者满意度达 99.06%。护理跌倒、管路滑脱等不良事件发生率明显降低，对促进患者康复，缩短住院时间具有重要意义。

●●● 医院——降低成本，提升效率

通过项目建设，建立健康教育知识库，促进宣教资料的标准化、信息化，也降低反复宣教的经济成本和时间成本。宣教反馈系统的建立，支持数据汇总、实时反馈和在线答疑等功能，实现护患实时互动、双向监督、实时评价，助推工作效率提升。同时，护理管理者可通过护理决策系统，动态了解健康教育开展及落实情况，持续改进质量。项目相关成果形成动漫视频版权 28 项，宣教人设版权 6 项，宣教手册 500 余册，宣教实物 200 余项。

●●●● 社会效益——提升区域影响力

通过项目的建设，出版健康教育相关新技术书籍，先后在市内外7个学术会议进行经验分享，到十余家基地医院进行相关的指导、交流。同时，接收云、贵、川等近30家医院的医护人员来院进修学习，通过肿瘤专科护士培训班、护理管理培训班等进行交流分享，获益近万人次，产生了良好的社会效益。项目案例荣获第六季中国医院管理奖护理组铜奖，中国抗癌协会肿瘤心理学专业委员会科普大赛二等奖，中国肿瘤学大会日间化疗短视频大赛二等奖，成渝双城经济圈护理发展论坛征文比赛一等奖、二等奖，重庆市科普比赛二等奖、三等奖，以及重庆市护理学会护理论文比赛、案例比赛二等奖两项，有效地提升了区域影响力。

——→ 体会与展望 ←——

● 结合患者需求的改变，能有效促进患者康复

健康教育的实施注重护患平等，共同参与。通过健康教育管理项目的实践，创建新型健康教育模式，以患者为中心，基于理论为基础，将健康知识和患者的需求紧密结合，可充分调动患者积极性，促进患者参与自我管理和有效学习，对改善患者健康行为具有重要意义。

●● 信息的开发利用，能有效提升工作效率

本次项目从健康教育的内容、形式、途径等方面，对健康教育资源与信息进行选择、开发、处理、加工、设计、创新等，根据患者的疾病种类和治疗周期，建立患者全程健康宣教路径单，满足患者个性化需求，实现健康教育的闭环管理，满足患者家属自助查阅和护士推送需求，有效提升健康教育效率。

●●● 信息与护理深度融合，能有效推动护理发展

在 DRG、ERAS 的时代背景下，医院护理工作者应根据患者对健康的整体性、多维性和全面性需求制订最佳护理方案，提供个性化、专业性的健康管理策略。同时，现代信息化技术与护理深度融合，专业化和人文关怀相结合，才能真正为患者提供便捷、高效、人文的护理服务，推进护理向智慧化和高质量发展。

02
肿瘤患者心理痛苦分层
管理模式构建与应用

/

护理部

随着人们生活方式的改变、人均寿命的延长，中国恶性肿瘤的发病率和死亡率逐年增高，严重威胁民众的身心健康。

研究报告指出，我国癌症患者心理痛苦发生率为 24.2% ~ 76.0%。心理痛苦可导致患者生活质量下降、治疗依从性降低，影响疾病预后及有效应对疾病的能力，甚至导致自杀等恶性事件发生。目前，癌症患者的心理问题备受关注，识别癌症患者的心理痛苦，制订和实施心理社会照护方案，满足患者人文关怀需求，是肿瘤护理研究的热点，也是肿瘤领域医务人员面临的极大挑战。重庆大学附属肿瘤医院通过构建肿瘤患者心理痛苦分层管理模式，践行医学心理关怀，有效减轻患者心理痛苦，提高患者生活质量，惠及数十万患者，取得了良好的社会效益。

---- ► 具体做法 ◄ ----

● **组建多学科协作团队　构建住院肿瘤患者心理痛苦分层管理模式**

　　2011 年，护理部牵头成立心理管理组，组建由分管院长担任组长，护理专家、精神科医师、心理咨询师、临床医疗专家组成的多学科团队，率先在全国将患者心理痛苦纳入第六生命体征进行筛查、评估和干预。制订心理管理规范、管理制度、质量评价标准，构建住院肿瘤患者心理痛苦分层管理模式，即"病房医护人员—心理管理组成员—心理精神科医师"分层评估与干预模式（图 24）。

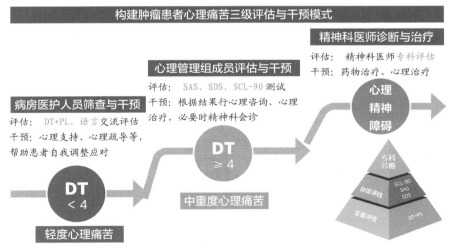

图 24　肿瘤患者心理痛苦三级评估与干预模式

●● **系统整合干预路径开展分层心理干预**

围绕肿瘤疾病、肿瘤患者的特点，医院通过组建多学科的心理干预团队，根据筛查评估结果进行分级干预。心理痛苦温度计（distress thermometer，DT）评分＜4分的患者，科室医护人员对其进行支持性心理护理和教育性干预。DT≥4分的患者，对其进行心理痛苦动态评估。由心理咨询师进行二级评估，使用焦虑自评量表（self-rating anxiety scale，SAS）、抑郁自评量表（self-rating depression scale，SDS）、症状自评量表（symptom checklist 90，SCL-90）进行诊断性再评估及针对性干预，纳入全科医护人员的晨间交班。特殊心理问题患者由心理精神科医师进行专科评估、诊断与干预。同时，医院系统性整合心理干预方法，以心理团队评估结果为依据，有针对性地开展叙事疗法、音乐疗法、认知行为疗法、正念减压系统疗法、生物反馈疗法等个体化心理干预，心理沙龙、声景空间等团体心理干预，以及五行音乐、穴位按摩、中医情志护理等具有中医特色的心理干预方法。此外，医院拓宽肿瘤患者心理援助途径，建立心理援助热线、心理咨询门诊、患者服务定点咨询中心、病区心理咨询室等，多途径、全方位地提高患者的心理健康水平。

●●● **开发心理痛苦信息管理系统　提高管理效率**

医院以掌上电脑为硬件终端，以无线局域网为网络平台，开发肿瘤住院患者心理痛苦信息管理系统（评估、干预与转诊、反馈模块），创建心理痛苦智能宣教平台及数据库，开展心理健康科普教育，建立心理痛苦决策支持系统，实现"评估—预警—推送—干预—反馈—评价"全流程智能闭环管理，提高心理痛苦管理效率。

— 创新与推广 —

● 构建心理痛苦风险预测模型　实施精准评估干预

心理痛苦影响因素分析是制订心理痛苦干预策略的基础，但目前国内相关影响因素研究结果缺乏一致性，不利于针对肿瘤人群开展早期阻断性干预。为解决该问题，医院通过多中心、大样本横断面研究，调查分析了我国肿瘤患者心理痛苦现状及影响因素，构建心理痛苦风险预测模型，为开发肿瘤患者心理痛苦早期预测及识别工具提供了依据。根据肿瘤住院患者心理痛苦水平，建立了"病房医护人员—心理管理组成员—心理治疗师和精神科医师"分层精准评估干预模式。

●● 推进"互联网＋医疗健康"　打造心理健康科普品牌

为深入推进"互联网＋医疗健康"服务行动，满足不同人群的心理健康知识需求，医院依托互联网平台、智能随访平台，建立科普知识数据库。医院根据不同种类肿瘤患者的心理特征，制订具有针对性的科普宣传手册、动漫视频等科普宣教资料，并建立以"说心理、道人文，重肿瘤心理说"为首的优秀健康科普作品，借助医院病房电视视频、手机 App、公众号、护理宣教平台，以及病友联谊会、患教会等，多元化开展心理康复线上科普讲座，普及心理健康知识，形成从入院到出院的全程一体化特色心理健康服务（图25），有效缓解患者的心理痛苦，促进心理健康。

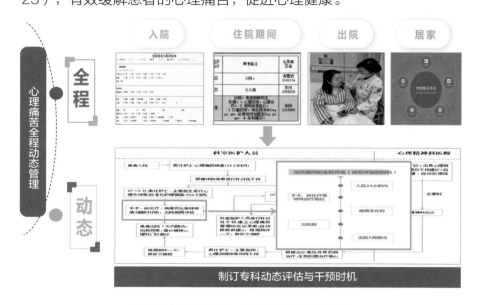

图25　肿瘤患者全程一体化特色心理健康服务

●●● 依托"一网一链"建设　提升基地医院心理痛苦管理水平

医院通过重庆市肿瘤专科护士培训基地、重庆市肿瘤医疗质量控制中心等平台，将肿瘤优质护理资源下沉，对口支援四川、贵州、重庆30多家肿瘤规范化诊疗基地。医院多次举办国家级继续教育项目，开展重庆市适宜技术项目推广，在巴南区第二人民医院、梁平区人民医院等28家医院进行肿瘤患者心理痛苦分层管理技术推广交流。通过重庆抗癌协会肿瘤心理专委会、重庆市医药生物技术协会肿瘤护理专业委员会等，向云、贵、川、渝等地40余所基地医院上千名医务工作者进行相关知识培训，分享心理痛苦管理经验，指导开展相应工作，提升基地医院心理痛苦管理水平。

→ 成效与展望 ←

医院肿瘤患者心理痛苦管理体系建设取得了显著成效。2018—2021 年，医院实施患者心理痛苦评估 36.5 万人次，心理会诊、咨询上万人次，心理痛苦管理质量逐年提高，自杀率下降明显。心理痛苦分层评估与干预管理模式在全国及省市级学术会议交流。项目获批重庆市适宜技术推广，先后在台湾、西部省份及全国交流和推广应用。出版《肿瘤患者心理康复》等专著，获批国家级、市级等科研课题 8 项，发表相关护理论文近百篇。2018 年，获国家卫生健康委员会通报表扬，被评为"加强人文关怀示范医院"。2019 年，在中华护理学会安宁疗护专业委员会"爱在安宁"演讲比赛中获得一等奖。2019 年，获中国抗癌协会肿瘤心理学专业委员会"医者仁心"科普大赛二等奖、三等奖。2020 年，获第四季中国医院管理奖护理管理组优秀案例，获重庆市护理学会第一届护理新业务新技术创新成果奖二等奖。2021 年，相关健康教育管理案例获第六季中国医院管理奖护理管理组铜奖。

心理痛苦是一个动态变化的过程，医护人员应对肿瘤患者进行长期的动态追踪、评估，及早甄别高风险患者，采取积极、有效的措施，提高患者的生命质量。目前，肿瘤患者心理痛苦的相关研究仍不足，特异性心理痛苦筛查评估工具仍然不完善，有效的干预还比较欠缺。医院将继续完善本土化心理痛苦管理模式和临床实践指南，将心理评估与干预纳入肿瘤患者的临床管理路径，作为肿瘤规范化治疗的组成部分，在临床推广应用，逐步提高肿瘤患者心理照护质量。

03
以患者需求为导向的
医技预约平台建设实践

信息部

医院积极开展集中、分时段预约检查检验，不仅是国家改善医疗服务行动计划的重点工作之一，也是新时代信息化医院优化资源配置、提高工作效率、改善患者体验的迫切需求。我院历时半年打造全院医技检查预约平台建设，成效显著，构建起具有肿瘤专科特色的预约知识体系，预约检查率稳步上升，预约等待时间明显缩短，候检时间精准调控，检查资源优化配置有的放矢，医技检查质量得以保证。反思建设全程，主管领导全程把控、预约知识体系构建、业务流程再造、信息化思维转变、医患双方宣教培训对于平台顺利建设运行至关重要，缺一不可。

→ 工作背景 ←

2019 年 3 月，国家卫生健康委员会和国家中医药管理局联合发布《2019 年深入落实进一步改善医疗服务行动计划重点工作方案》，要求进一步扩大分时段预约诊疗和集中预约检查检验比例，力争预约时段精准到 30 分钟，优化预约诊疗流程，避免重复排队。我院肿瘤专科诊疗特点使医院医技检查需求明显不同于其他专科和综合性医院，如放射、超声等影像类检查有需求量大、部位集中、时效性高、同一患者检查项目多且项目间交互影响等特点。

在实施本建设项目前，医院医技检查普遍采用"到检制"，即由患者、家属、护工等到医技科室排队候检，个别检查通过手工登记或医技科室管理系统简单预约，实现单一科室、单一检查的预约，但无法满足全院多项医技检查统一预约、分时段预约的管理需求，导致医技资源配置不均、利用效率低，检查量呈周期性断崖式分布，患者检查流程繁杂反复，就诊体验亟待改善。

→ 具体做法 ←

● 建设目标

◆ 1. 总体目标

基于患者的健康需求，搭建一套各类医技检查集中预约、分时段预约、统筹调配、全域监控、动态管理的信息平台，实现"以患者为中心"的全院医技检查集中管理模式，让数据多跑路，患者少辛苦。

◆ 2. 阶段目标

前期实现影像检查（超声、CT、MRI等）集中预约、分时段预约；中期实现核医学、内镜、心电图等检查或治疗的集中预约、分时段预约；后期实现全院所有医技检查分时段预约、诊中动态调配、全域实时监控、诊后持续反馈的闭环管理系统。

●● **方案设计**

平台陆续实现超声、普放、CT、MRI、核医学、内镜等检查的集中预约和分时段预约。开通门诊诊间预约、住院病区预约、医技科室预约和自助机预约等预约渠道。完成通用性预约规则、特定检查扫描部位自动合单、核磁检查集中部位扫描以及碎片时段优化等特定规则的设置。解决 CT 检查留置针预埋操作等特殊业务流程等诸多问题。医技检查预约平台中，各类检查预约上线过程均需完成以下工作：与 HIS 开单系统的检查项目、部位字典梳理，与 HIS 系统申请单、预约各环节的接口，检查项目的后台设置、检查间规则库设置，检查项目的临床科室诊间、病区预约和自助机预约，以及医技科室分时段预约管理等内容。医技检查预约平台建设内容如图 26 所示，各类医技检查上线流程如图 27 所示。

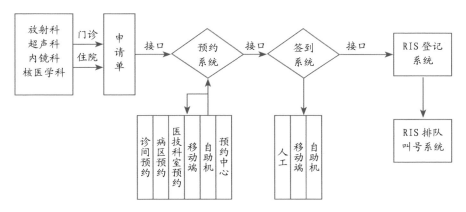

图 26   医技检查预约平台建设内容框架图

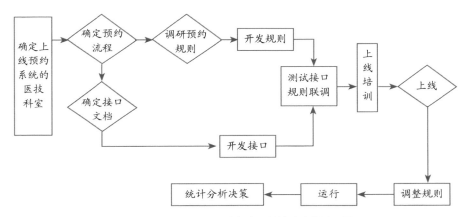

图 27   医技检查预约平台各类医技检查上线流程图

— **管理成效** —

● **预约检查率稳步上升**

平台上线后三个月内，检查项目平均开单预约率由 55.14% 上升至 87.85%，其中，住院患者预约率超过 90%。医技科室分诊台只需处理剩余特殊检查、VIP、急诊、取消或者调整检查事项，运行效率明显提高。

●● 门诊预约时间明显缩短

项目实施前，患者拿着检查申请单排队缴费、完成签到预约需要 30 分钟。项目实施后，从检查申请单发布到完成预约遵循即时性规则，间隔时间控制在 1 分钟左右，这个时间差还包含开单医生问诊及其他诊疗过程中的耽搁时间。预约完成后，患者根据系统提示时段前来签到候检，患者少跑路，无须匆忙赶到、盲目等待，扎堆排队预约登记的现象不复存在，候检秩序井然，候检环境大大改善，医患双方紧张的心理压力得以缓解。

●●● 预约候检时间精准调控

项目实施前，人工签到对于患者预约后等待时间无准确监测，医技科室对候检患者动态缺乏系统性监测和应对。项目实施后，患者按预约时段抵达医技科室，通过银医自助机、自助签到机等签到后，等待分检屏幕叫号检查，全程均由集中预约平台自动记录节点时间，预约候检时间实现精准监测、调控，患者签到后到做检查的等待时间也实现精准监控，还可根据数据监测结果指导调整预约策略。

●●●● 资源优化配置有的放矢

医技科室可根据预约平台提供的时间报表对候检患者类型、数量、等待时间等分布进行系统分析，然后从人员调配、硬件分布、规则设置等管理角度分析原因，重新调整资源配置或引导患者调整就诊时间，使检查资源与患者需求达到最佳匹配。例如，某些检查量上午和下午呈高峰、低谷两极分布；全院检查量呈周期性断崖式分布，周一、周二平均检查数达 1375 人次 / 日，周三至周日平均检查数为 690 人次 / 日，这一现象可能由检查资源配置、患者就诊习惯、临床科室检查需求等多方面导致，可由医务管理部门牵头，组织门诊部、住院部、医技部、信息部等多部门根据报表信息分布展开综合讨论，研究整体应对策略，盘活存量、激发增量，以实现"削峰填谷、资源均衡"。

●●●●● 形成特色预约知识体系

项目实施前，医院尚未形成体系的预约知识库和规则库，各类医技检查均实行人工签到，凭个人经验判断进行预约登记，预约规则存在主观性和差异性。并且，不同检查间预约信息无法互联互通，检查项目间的互斥、先后等医学规则难以保证。为攻克这一难题，信息工程部组织召开例会 20 余次，召开科室协调会无数次，历时半年，终于建起一套完备的全院统一的预约知识库和规则库，形成具有肿瘤医院特色的预约知识体系。

●●●●●● 医技检查质量得以保证

项目实施前，由患者盲目自选多项检查次序，缺乏合理的时间安排，且不同检查之间要求互斥、时间间隔等医学规则无法落实，造成潜在的医疗质量隐患。项目实施后，由集中预约平台根据预先设置的系统规则，按照不同患者类型，多项检查互斥、禁忌、最小时间间隔等医学规则和健康需求，自动匹配最佳检查执行序列，并通过信息平台实时提示患者流程进度，检查服务质量和效率均得以保证，进而为临床诊疗提供精准证据。

→ 经验总结 ←

回顾建设历程，为预约平台持续优化及其他信息系统建设总结如下经验。

● 医技检查预约平台建设是"一把手"工程

在预约平台建设过程中，院领导组织各相关科室共同讨论、制订实施方案，拟订责任清单，明确清单责任人，建立清晰的项目实施组织架构和充满活力的项目实施团队。同时，院领导每周参加项目例会，在重大业务流程、任务分配和争议事项上发表重要意见，及时组织讨论并决策，确保项目顺利推进。

●● 预约规则设计无法照搬复制任一成功模式

全院医技检查预约平台应解决的自动化检查规划排程，是基于大量的多项检查互斥、患者来源、医保规定、检查资源特定用途等规则。在建设过程中，虽然有部分医学规则可以参考借鉴，但大量落实到系统设置执行的规则，是医院特定管理要求的规则，无法复制粘贴。另外，各个科室根据自身情况设置的规则本身就带有"偏见性"，需要汇总后与其他科室的规则进行通盘考虑，有些规则存在矛盾和冲突，需要解决冲突后再设置。

●●● 预约检查信息化是对业务流程的重新定义

预约检查信息化是对业务流程的重新定义，流程再造，而不是简单的模拟。医院在项目实施过程中，对每个医技检查的开单、预约、缴费、报到、检查和报告环节都进行了明确的定义，对相关具体的岗位、人员及操作方式都进行了细致的分析和调整。例如，对超声检查的预约生成规则、报到后检查队列规则进行重新设置，取消原来的部分人工登记岗位，由自助机代替，显著提高了工作效率，明显改善了就诊秩序。

●●●● 信息化思维的转变是成功的关键要素之一

如今的医疗领域信息化建设突飞猛进，"互联网＋医疗"应用不断推陈出新，不能始终抱着"信息化就是将传统线下业务流程改为线上"等陈旧观念不放。因此，通过各种培训会议进行信息化理念培养，用信息化思维同化领导班子、行政职能部门、临床医技科室相关人员显得尤为重要。在矛盾特别突出、协调困难的问题上，尽量避免立场对立，以"最大化满足患者需求"为出发点寻找突破口。

●●●●● 积极、主动、全覆盖的培训宣教必不可少

新的软件系统承载着新的思维模式、业务流程、新的操作习惯，使用者要适应新的操作习惯确实有一定难度。所以，要想保证软件

应用的效果，就离不开广泛的、大量的宣传和培训。医院在医技检查预约平台各子系统上线过程中主要针对两类人群进行培训，一是对具体医技科室、临床科室、职能部门相关人员都进行了大量的拉网式的业务流程和软件操作培训；二是对广大患者及家属进行了积极主动的主题宣传，争取广大患者及家属的理解。

━━ → 未来展望 ← ━━

下一步，医院将不断探索"互联网＋医疗"模式，拓展患者移动自助预约、患者移动定位签到、护工移动运送等功能。以患者需求为导向进一步优化流程，减少患者往返跑路，实现管理精细化，提高患者满意度。

04
非医疗服务需求导向的
文化品牌建设

宣传教育部

随着我国医疗服务模式从单向治疗向全人健康的转变，现代医疗活动已经成为一个融生物医学、心理学与社会人文因素于一体的综合实践，仅依靠医院医务人员难以解决医疗服务领域中存在的社会问题，满足患者多层次的服务需求。以"以人为本"为宗旨的非医疗服务被赋予了更多嵌入医院场域的空间和机会。

2017 年，原国家卫生和计划生育委员会（现更名为"国家卫生健康委员会"）和国家中医药管理局联合印发《进一步改善医疗服务行动计划（2018—2020 年）》，要求各级医疗机构大力推行志愿服务，鼓励医务人员、医学生、有爱心的社会人士，经过培训后为患者提供志愿服务。2022 年，中共中央办公厅、国务院办公厅印发《关于进一步完善医疗卫生服务体系的意见》，提出健全医务社工和志愿者服务制度。2023 年，国家卫生健康委员会、国家中医药管理局联合印发的《改善就医感受提升患者体验主题活动方案（2023—2025 年）》，再次强调加强医疗机构人文建设，在二级及以上医院应建立医务社工和志愿者制度，鼓励有条件的医疗机构设立医务社工部门和岗位，丰富医务社工服务内涵，推动医务社工服务系统化、专业化、规范化。医务社工和医院志愿者协助提供服务的模式日渐重视，其在为患者提供心理关怀、社会服务等非医学诊断和非临床治疗服务，构建和谐的医患关系，打造"更有温度的医疗服务"等方面发挥了重要作用。

→ 非医疗服务体系构建 ←

重庆大学附属肿瘤医院是集医疗、教学、科研、预防、康复为一体的国家三级甲等肿瘤专科医院，是国家癌症医疗区域中心委市共建单位，国家区域中医肿瘤诊疗中心建设单位。回溯医院历史，早在 1941 年，医院就已经开展了大量的非医疗服务，其中，著名社会学家吴桢教授在 1941—1944 年任重庆中央卫生实验院社会工作室主任兼沙磁卫生实验区社会工作室主任，负责沙磁卫生实验区社会工作，协助璧山卫生实验区和中央医院成立社会工作室，并兼职中央护士学校、璧山社会教育学院的教学工作，讲授"个案工作"。可见，关注患者非医疗服务需求，提供专业的社会工作服务在医院有较深的历史传统和社会渊源。为解决患者医疗以外的服务需求，医院提出服务供需平台的发展思路，探索构建"医院—社会"非医疗服务双循环格局。

● 平台载体

医院围绕社会工作、社会政策、公共管理等领域，依托重庆大学公共管理学院、重庆市癌症康复会、癌症患者服务中心、肿瘤患者声景空间、科普演播厅、"H28治愈星球"、医务社会工作实践研究基地等组织和空间载体，坚持以患者社会服务需求为导向，结合医院、患者、社会环境的实际情况，搭建医护患三者沟通的桥梁，探索"医务社工 + 志愿者，双工联动"的创新型社会服务文化品牌建设。

●● 队伍建设

医院非医疗服务团队由专职人员、兼职专业人员和志愿者三部分构成，包括专职工作人员 11 人，其中副高职称 3 人，专业背景涵盖社会工作、公共管理、新闻学、新闻采编、医学、护理等，配备 4 名专职医务社工。依托重庆大学附属肿瘤医院建立起一支强大的心理咨询团队，拥有精神卫生医生 3 人，国家二级心理咨询师 3 人，国家三级心理咨询师 12 人，常规开展癌症患者心理评估与干预。依托重庆大学公管学院构建社会工作专业团队，现有专任教师 14 人，其中教授 3 人、副教授 10 人，学院教师中拥有博士学位的占 95%。同时建有重庆大学附属肿瘤医院志愿服务队，拥有 13123 名注册志愿者，日均活跃志愿者达 50 余人，其中 2 名志愿者获评重庆市五星志愿者。

●●● **联动机制**

　　重庆大学附属肿瘤医院经过不断摸索，逐渐探索出一条具有肿瘤医院特色的非医疗服务发展路径，即以非医疗服务项目为载体，医务人员、社会工作者、志愿者多方联动，三方组成合作团队，共同为院内肿瘤患者提供"一站式"全人康复服务。医务人员主管诊治、护理和康复等，促进服务对象身体康复，将服务对象的非医疗需要转介至医务社会工作者。医务社会工作者对服务对象进行需求评估，统筹多方资源，回应服务对象心理和社会需要。同时，社会工作者还督导志愿者共同开展服务，具体模式如图 28 所示。

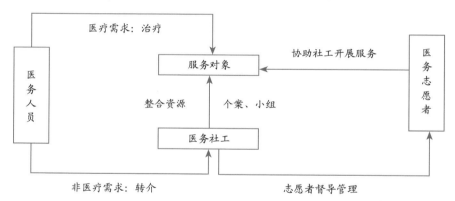

图 28　多方联动非医疗服务模式流程图

●●●● **功能整合**

　　在非医疗服务体系建设中，提供专业的非医疗服务是立身之本，链接社会资源提供公益慈善服务是扩大社会影响力的主要手段，开展服务与科研相配套的实践研究是医学人文可持续发展之道，依托与各高校共建的医务社会工作实践研究基地，联合培养社会工作等专业人才，保证人力资源的持续输送，壮大非医疗服务专业队伍，实现"服务为本、公益为翼、科研向善、教学相长"四位一体的功能整合，推动非医疗服务体系的专业化、品牌化和可持续化发展，为广大肿瘤患者提供更加全面、更有温度的服务。

→ 非医疗服务文化品牌建设 ←

● "H28 治愈星球"儿童肿瘤关爱项目

"H28 治愈星球"儿童肿瘤关爱项目为接受放射治疗的 0—18 岁儿童肿瘤患者及其家庭开展公益活动，本项目旨在通过住院空间改造，整合优化社会资源，回应癌症放疗患儿及其家庭在生理、心理、社会等方面的多元需求，开展经济援助、心理辅导、住院陪伴、爱心捐发、精神抚慰、功课辅导、社会融入等特殊定制服务，打造"送你一朵小红花"愿望认领计划、"H28 星球探险记"医路相伴计划、"H28 星球欢乐日"兴趣培养计划、"H28 星球生日会"、"H28 星球救援计划"和"H28 星球捐发计划"6 项志愿服务子项目，构建治疗康复、娱乐互动、健康教育、回归学校等全方面服务体系，促进患儿及其家庭积极面对治疗环境，降低医疗恐惧，提升治疗依从性和生活信心，进一步提高癌症治疗效果。

截至目前，已经开展志愿服务 250 余次，参与志愿服务的人数超过 600 人次，已有超过 365 个家庭接受服务。2020 年，联合梦想改造家栏目组筹集爱心资金 160 万元，为肿瘤患儿建成"H28 治愈星球"，筹集 20 万余元社会爱心捐款，用于支持"H28 治愈星球"

儿童肿瘤关爱项目日常志愿服务活动开展和贫困癌症患儿救助。通过"医务社工＋志愿者"助力该项目的运行，打造出一支"H28儿童肿瘤专项志愿服务队"，在志愿服务开发和实践过程中，不断提升志愿者的创新能力，让大家更加深刻地认识肿瘤相关知识，并逐步接触人文关怀和死亡教育等内容，让志愿服务变得更专业。此外，还可以依托本项目的运作，探索出一套"医务社工＋志愿者"管理与创新的品牌志愿服务模式，并总结归纳出儿童肿瘤领域的志愿服务案例。"H28治愈星球"儿童肿瘤关爱项目框架如图29所示。

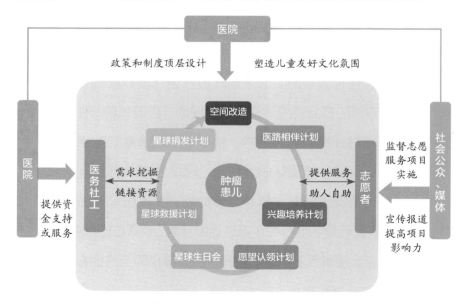

图29　"H28治愈星球"儿童肿瘤关爱项目框架图

●● "乌丝带"爱心捐发项目

"乌丝带行动"是由重庆大学附属肿瘤医院、共青团重庆大学委员会、重庆大学点点星辰公益团队和发之源毛发制品（重庆）有限公司联合发起的面向全国的志愿捐发公益活动。乌丝本意是乌发，谐音却是"无私"。来自全国各地的"乌丝行者"（爱心捐发人士）捐献了发丝，主办方将收集的头发交由合作的假发制作厂商定制合适的假发，这些假发将用于捐赠给因肿瘤治疗而脱发的患者，帮助癌症患者重拾信心，重获希望。截至目前，已收到来自全国34个省级行政区的12313份爱心捐发，为250名肿瘤患者捐出定制假发。

项目通过志愿重庆和医院内部志愿服务系统，建立捐发志愿者注册登记与记录认证体系。所有参与捐发人员均实名登记注册，在全国志愿服务信息系统记录认证，每名捐发人都可以获得一份"捐发证书"。基于《医院志愿者管理办法》，明确"乌丝带"爱心捐发项目管理团队的职责，成立志愿服务运营小组，各部门建立定期汇报沟通协调机制。设立激励机制、落实经费保障，购置必备设施设备，确保相关活动的正常开展。

"乌丝带"爱心捐发项目依托重庆大学附属肿瘤医院"一台一网两微六号"融媒体矩阵，线上线下相结合创新志愿服务宣传渠道，设计和打造"乌丝带"专属 logo 和捐发证书，以高校、医院以及社会多方联动的形式推广，引发社会公众对肿瘤患者的关注与关爱。截至目前，该项目吸引了重庆卫视、重庆新闻频道、中国日报、上游新闻等十余家中央驻渝和重庆主流媒体的关注和报道，话题＃你愿意为孩子捐出你的头发吗＃登上微博热搜，阅读量达1.2亿次，在全国形成较好的社会反响。

●●● "汝康齐守护"乳腺癌患者关爱项目

医院非医疗服务团队聚焦女性癌症患者的心理社会问题，联合乳腺肿瘤中心开展非医疗服务和医学人文品牌建设。"汝康齐守护"乳腺癌患者关爱项目，旨在为乳腺癌患者提供诊断—治疗—康复全周期的关爱陪伴志愿服务，促进入院适应，缓解医疗恐惧，提高治疗依从性，帮助患者树立回归社会和重建生活秩序的信心，进而提高生活质量。服务对象主要为来自重庆市、四川省、贵州省、云南省等西南地区在重庆大学附属肿瘤医院就诊的乳腺癌患者及其家属。项目围绕乳腺癌患者诊疗需求针对性打造了 5 项服务计划："就医沟通桥"个案服务计划，搭建乳腺癌术前沟通桥梁，促进医患沟通；"美丽蝶变"康复训练服务计划，加强健康宣教，促进康复实操训练；聚焦心理社会问题，提供"跟所有的烦恼说拜拜"心理社会调适计划；"我行我秀"能力提升计划，重建身体和自我认知，提升抗逆力；"与汝同行"同伴支持计划，搭建同伴支持网络，促进社会参与。

项目自 2022 年 2 月启动以来，截至目前，已开展服务 52 次，参与服务的志愿者达 156 人次，形成 5 个服务品牌活动，服务乳腺癌患者 624 人次，服务内容深度融入科室医疗服务体系，备受医护人员和患者家属好评。此外，项目聚焦服务与研究结合，立项《社会工作介入乳腺癌患者生命质量的实务研究》课题。同时，制订医务社会工作集中实习培训系列课程，医护团队和社工团队联合参与社会工作专业学生实务培养，来自重庆大学、重庆师范大学、重庆工商大学等 14 名社会工作专业学生到院实习。

总体而言，项目以乳腺肿瘤中心康复室为载体，深度融合医护患社四大主体，聚焦乳腺癌患者治疗—康复的全周期需求定制服务内容，"医务社工＋志愿者"的协调机制整合资源促进服务联动，充实乳腺癌患者关爱服务项目内核，为项目的专业性和可持续性提供保障。

→ 成效与展望 ←

通过医院多年的耕耘，非医疗服务体系建设围绕"服务为本、公益为翼、科研向善、教学相长"四位一体的功能整合，服务覆盖肿瘤患者的全过程周期，探索具有肿瘤专科特色的医学人文服务体系。发展至今，已配备 3 名专职医务社工，12535 名注册志愿者，开发的非医疗服务项目荣获第三届重庆市志愿服务大赛金奖，第七届改善医疗服务行动全国擂台赛金奖，首届全国科技志愿服务项目典型案例，第六届中国志愿服务项目大赛银奖等荣誉。围绕非医疗服务体系建设的学术转化项目达 11 项，获批第五批重庆市人文社科普及基地、第七批重庆市岗位学雷锋示范点，全国改善医疗服务先进典型单位、全国人文建设品牌单位以及重庆市人文社会科学普及基地工作先进单位，吸引西南地区 50 余家单位参观交流。

● 扩大服务覆盖对象　延展人文关怀链条

非医疗服务的建设，不仅要立足于患者及其家属，还应关注在医疗场域的其他群体，如医护人员、行政人员、护工等。充分发挥资源链接的作用，通过开展节日关爱等相关活动缓解医护人员的精神压力，使医护人员感受到人文关怀，进而增加医护人员对医院的归属感、从业价值感，使其更能发挥其医学人才作用。医务社工可以通过营造良好的人文关怀氛围，在潜移默化中提高医护人员的医学人文素质，使医护人员能把患者看成是一个整体，注重在诊疗过程中关注患者的心理、社会层面的需求，从而满足患者的综合需求，提高患者对医护人员的满意度；对患者进行耐心引导，促进患者更加理解医护人员，进而使医患双方相互理解，缓和医患关系，促进医患和谐。

●● 聚焦文化品牌建设　树立人文医院形象

非医疗服务需求导向下的人文医院建设，要立足文化品牌建设，医务社工、志愿者、医护人员、患者群体多方联动形成合力，通过筹集社会资源，形成医疗机构的内外联动，实现资源最大化地服务于品牌建设。建设初期，通过开展志愿服务和患者关爱活动，提高院内患者关爱氛围以及医务社工知晓率；建设中期，围绕重点发展科室定制非医疗服务项目，促进医学人文服务与科室医疗业务的深度融合，联合科室打造非医疗服务特色品牌项目；建设后期，聚焦医疗场域的不同群体，以点带面地全面铺开非医疗服务，搭建特色的非医疗服务框架体系，树立人文医院品牌形象。

●●● 服务与研究相结合　促进学科探索与发展

医学人文强调"用人文理论认识疾病与健康，用人文方法解决疾痛与问题"。医疗机构的人文建设，不仅需要系统化、专业化、规范化的医务社会工作和志愿服务，更需要立足多学科的融合发展做支撑。"服务为本、公益为翼、科研向善、教学相长"四位一体的非医疗服务体系建设，更需要服务和研究的深度融合。服务从需求调研中得以成行，研究在服务实践中得以深化，以行动研究的核心理念指导非医疗服务建设与发展。

廉洁文化

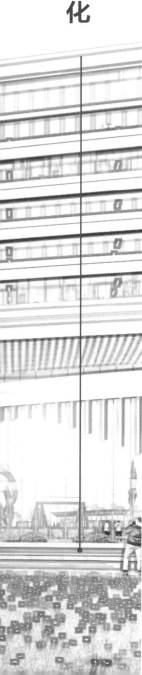

01
厚植医院廉洁文化
助推清廉医院建设

→ **工作背景** ←

　　党的二十大以来，重庆大学附属肿瘤医院党委以习近平新时代中国特色社会主义思想为指导，把加强廉洁文化建设作为全面从严治党的鲜明主题，以全的要求、严的基调、治的理念，加强卫生行业反腐倡廉，治理医疗服务管理中的不正之风，将清廉思想、清廉制度、清廉规则、清廉纪律、清廉文化融入医院发展，系统推进清廉医院建设，为医院高质量发展提供坚强保障，不断增强人民群众获得感、幸福感、安全感。

—→ 主要做法 ←—

● 强化领导

　　医院建立了党委统一领导，分管领导各负其责，纪委组织协调，科室"一岗双责"，依靠职工参与的党风廉政建设组织领导机制。成立了以党委书记为组长、班子其他成员为副组长的党风廉政建设领导小组，以纪委书记兼任主任的党风廉政建设办公室，办公室挂靠纪检室，统筹安排、制订《医院廉洁文化实施方案》，既任务明确，又责任到人。实行各部门主任对廉洁文化"一岗双责"制度，为促进医院廉洁文化建设提供强有力的组织保证。

●● 完善制度

　　建立健全组织管理制度、医疗管理制度、考核制度是廉洁文化的有力抓手。医院制订了《党委会会议议事规则》《院长办公会议议事规则》《采购领导小组议事规则》《"一把手"监督管理实施办法》《廉政谈话制度》《重点岗位人员定期轮岗制度》《党风廉政建设责任制实施办法》《医疗机构工作人员廉洁从业九项准则实施办法》《医德医风奖惩办法》《处方点评制度》《不合理用药记分管理规定》《职工行为规范》等制度，定期检查、考核，纳入目标管理，形成用制度管权、按制度办事、靠制度管人的有效机制。

●●● 营造氛围

◆ 1. 强化廉洁文化意识

提出廉洁文化号召，医院召开党风廉政建设暨行风专题工作部署会，层层动员，明确责任、任务、目标。制订《党风廉政建设责任清单》，个人签订廉洁承诺书全覆盖，使广大干部群众充分认识到党风廉政建设和反腐败工作的重要性、必要性和紧迫性。

◆ 2. 构建廉洁文化环境

编制《廉洁手册》《廉洁宣传台历》，拍摄《医疗机构工作人员廉洁从业九项准则漫说》宣传视频等文创产品，利用宣传栏、海报、LED 屏等展示播放，在工作电脑上安装"廉洁警句"屏保程序，在办公区域悬挂摆放格言警句、书法漫画等形式，让员工在工作间隙接受廉洁教育和提醒，时刻受到廉洁文化的熏陶。

◆ 3. 建立廉洁文化平台

通过打造廉政书屋，在医院微信公众平台、OA 系统等建设"廉洁文化"专栏，发布廉洁文化建设的工作部署、工作信息、警示提醒、廉政快递，及时编发科室廉洁文化简报，展示活动动态，分享活动经验，增强科室人员廉洁自律的责任感、荣誉感。

◆ 4. 运用人工智能和信息化手段监管

医院进一步加强医药购销领域阳光机制建设，规范医务人员和医药代表行为，营造风清气正的良好执业氛围，制订了《医药代表在院行为规定》，确定每月第二周和第四周周五上午为阳光接待日。同时，建立医药代表人脸识别，利用智慧安防管理平台加强对医药代表行为监管，着力构建"亲清"医商关系。

•••• 加强教育

◆ 1. 全员教育

充分利用医院党委中心组学习、第一议题、职工政治学习、党支部学习、医师大会、护士大会、行政大会等多种渠道教育，组织开展"廉洁主题月"活动，抓好干部职工的廉洁教育。

◆ 2. 中层干部、敏感岗位教育

邀请法律专家为中层干部和敏感岗位工作人员进行专题讲座，开展预防职务犯罪警示教育，组织"廉政大讲坛"警示教育等。每逢元旦、春节、五一、中秋及国庆等重要节日，以短信的形式向医院中层及以上干部及发送廉洁短信提醒。组织观看廉洁警示片，参观廉政教育基地等，增强警示教育感受。

◆ 3. 新职工的岗前教育

对新进职工进行职业道德、医德规范、法律法规、医院规章制度等专题培训，强化新职工的廉洁自律意识。

••••• 开展活动

◆ 1. 开展廉洁专项活动

开展纪委委员"廉洁教育面对面""廉洁警示教育进科室"等活动，对科室政治生态进行分析研判和提醒教育，进一步规范医疗服务和管理行为，防止行业不正之风。

◆ 2. 开展廉洁竞赛活动

组织"以赛促学以学促廉"为主题的廉洁知识竞赛活动，通过医院 OA 系统廉洁知识测试、集中竞答、组队比赛、廉洁书法等，

丰富廉洁文化活动，提高职工的思想认识，增强遵纪守法的自觉性。

◆ 3. 开展"清廉医院"创建

通过制订《清廉医院建设工作实施方案（试行）》，印制《清廉医院建设应知应会》口袋书等发放学习，规范"清廉行医、清廉治学、清廉用权"行为，大力倡导清廉科室、清廉医护、清廉招采等单元创建，系统推动"党风清正、院风清朗、医风清新"的清廉医院建设。

◆ 4. 开展家庭助廉活动

医院向每一位领导干部及中层干部家属发一封"片纸千钧重家书传情长"的廉洁家书，并附赠《中国家风》《让家庭远离腐败》等书籍，做好"抗诱惑、守清廉、拒腐蚀"的廉洁监督员。举办"我的家风"征文活动，提高干部及家属对良好家风重要性的认识，倡导良好家风涵养廉洁文化。

◆ 5. 开展风险自查，纠建并举

针对医院的基建、后勤（修缮）、药品设备耗材采购、人事、财务等管理权力和医疗服务、医疗质量等职业权力运行的"关键点"，内部管理的"薄弱点"，问题易发的"风险点"进行梳理，构建权责清晰、流程规范、风险明确、措施有力、制度管用、预警及时的医疗机构廉洁风险防控机制。目前已梳理廉洁风险防控重点岗位 19 个，风险点 160 个，制订防控措施 140 条，并编辑、印制《廉政风险防控手册》发放学习。

◆ 6. 建立廉洁档案

根据医院和医疗工作的特点，从每位干部抓起，对全院中层干部建立廉洁档案，在评先评优、人才称号、干部提拔及职称晋升中结果运用，实行廉洁建设一票否决。

◆ 7. 廉政谈话

经常性地开展廉政谈话和提醒，谈话促廉。帮助干部算好"政治、经济、家庭、社会"四本账，对于新任职中层干部以及掌握"人、财、物"的临床、医技科室主任或医生，发现其存在苗头性、倾向性、隐蔽性问题和群众反映的一些不良现象时，及时进行调查核实，给予当事人谈话提醒。

●●●●●● 加强监督

◆ 1. 领导干部监管

领导干部是医院廉洁文化建设的实践者和展示者，要带头执行医院的各项规章制度和纪律规定，为员工作出表率。党政领导班子认真落实主体责任，以上率下，纪委夯实监督责任，标本兼治，形成良好的监督管理氛围。

◆ 2. 内部立体监管

由纪检室牵头，医务部、审计部及其他相关部门配合的联动监督机制，充分利用医务部、审计部等部门的审查审计、处方点评等一手资料，对合理用药、耗材使用、科研经费管理等方面开展现场督查，建立完善的信息通报、问题移送机制，形成常态、长效的监督合力。

◆ 3. 畅通监督途径

医院通过设立专门的投诉受理部门，公示投诉电话、电子邮箱，设立意见箱，畅通监督途径，及时发现问题，消除隐患。

◆ 4. 开展民主监督

落实院务公开、科务公开制度，对重大事项、重要决策、重要干部任免、大额资金使用、设备购置、科室绩效分配、评先选优、科室建设经费使用等及时公开，自觉接受职工的监督。

●●●●●●● 落实考核

医院把廉洁文化建设纳入各科室、部门综合目标管理，与业务工作同部署、同落实、同检查、同考核，严格考核。考核结果实行与科室成绩、干部履职及个人绩效挂钩，严格兑现奖惩。个人廉洁考评结果与职称晋升、评优选先、干部提拔等直接挂钩，实行"一票否决"，推进廉洁文化建设落地生根，见实效。

— 工作成效 —

医院着力围绕完善"不敢腐、不能腐、不想腐"的监督管理机制，完善了廉洁文化建设的工作机制，党政一班人全面从严治党主体责任意识强，纪委监督责任落实深入，监督执纪"四种形态"落实到位，打造出了党员干部队伍清正廉洁、医务人员医德医风高尚、职工遵纪守法的良好政治生态。

2020年，中央纪委国家监委到医院调研党风廉政建设工作；2021年，重庆市纪委、重庆市监查委员会到医院调研政治生态工作；重庆大学纪委多次到医院调研监督执纪工作；近年来，接待兄弟单位交流学习 20 余次，得到上级及同行的好评。医院领导班子以第一名的成绩连续 7 年获得重庆市卫生健康委员会"好班子"殊荣；医院先后荣获全国卫生文化建设先进单位、全国模范职工之家、全国改善医疗服务先进典型医院、人文建设品牌医院等荣誉称号。

近五年来，全院领导干部及中层干部拒收红包 155 万余元，收到表扬信 239 封，锦旗 1308 面。医德医风考评良好及以上达 100%，全院无违反廉洁纪律人员。

—— 经验与展望 ——

● 完善领导机制是组织保障

组织领导机制完善是取得廉洁文化建设成效的组织保障，牢牢牵住从严治党主体责任的"牛鼻子"，落实监督责任，强化制度保障，形成廉洁文化建设"有人抓、有人管"的良好局面。

●● 廉洁教育强调常态化

一是平时教育常态化。形成医院与科室层层教育、行政与临床共建教育、党风与行风协同教育等多种形式，增强教育普遍性。

二是节假日等重要节点教育常态化，增强教育实效性。

三是领导干部带头开展廉洁教育常态化。党政主要领导定期开展廉政谈话、讲廉洁党课，纪委针对重点科室及人员开展警示教育，分管领导对分管科室及人员进行廉洁教育及谈话，增强教育针对性，警示教育效果明显。

●●● 制度监督是关键环节

一是党委会、院长办公会、三重一大等议事规则落实常态化，体现在守规矩、讲民主，决策公开透明。领导干部带头落实制度规定、接受监督常态化，发挥制度监督的组织作用。

二是规范权力运行的制度规定、流程等运行常态化，发挥制度监督的制约作用。

三是职工参与监督检查的常态化，发挥制度监督的民主作用。

●●●● 建设廉洁文化是时代要求

以习近平新时代中国特色社会主义思想为指导，以全面从严治党为引领，探索创新"不敢腐、不能腐、不想腐"的工作机制，充分发挥廉洁文化建设的作用，在全院形成一种"人人思廉、人人促廉、人人养廉"的浓郁医院廉洁文化氛围，凸显廉洁文化的渗透力、感染力、影响力，推进医院高效能治理、高质量发展，为创建国家癌症区域医疗中心提供强有力的纪律保证。

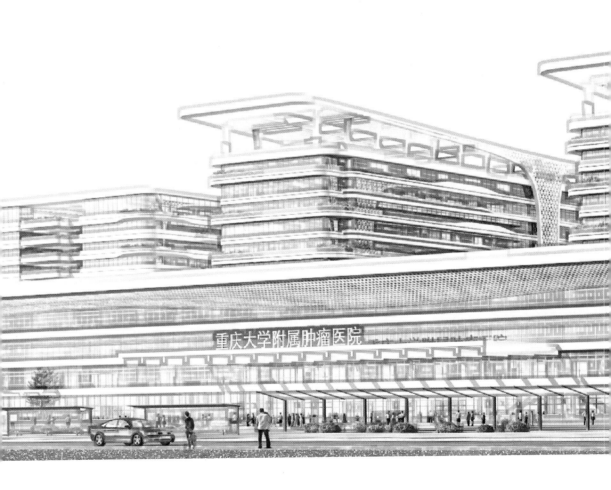

小家文化

01
职工小家
温暖大家

以职工小家创建助推医院和工会高质量发展

党的二十大报告指出，"深化工会、共青团、妇联等群团组织改革和建设，有效发挥桥梁纽带作用"。《中国共产党章程》明确要求，"不断增强党的阶级基础和扩大党的群众基础"。基层工会直接面向职工、服务职工，是工会工作的基础和关键。把基层工会建设成为职工、群众信赖的"职工之家"，是工会组织深化改革创新、充分发挥桥梁纽带作用的重要途径。

1983年，中央书记处作出了要把工会组织建成职工之家的重要指示。1984 年，全国总工会提出全面开启职工之家创建，在基层广泛深入开展职工之家创建活动。当下，企事业单位（如医院）竞争全面升级的背景下，职工之家建设是提升医院竞争实力的必然之举，职工是单位最为宝贵的财富，只有充分激发员工工作积极性以及增强员工的凝聚力，才能最大限度地提升医院的竞争实力。通过职工之家建设，利用职工之家这一载体给员工提供情感归属层面的满足，使员工感受到医院对他们的关怀，能极大地激发员工工作满意度，反之则会导致员工产生不满，影响医院的稳定和谐。

→ 建家背景 ←

重庆大学附属肿瘤医院在卫生系统人事制度改革期间，暴露出职工对诸如岗位调整、福利房分配不满等较多问题，很多职工到重庆市人力资源和社会保障局和重庆市卫生健康委员会上访，严重影响了医院的稳定与和谐。随着医院的快速发展，职工人数也成倍递增，职工来源复杂化、多元化，加上员工维护自身权益意识的觉醒，医院内部不同群体以及员工与医院之间必然会出现各种矛盾，这种矛盾客观存在，对医院和谐氛围的营造是一个负面影响。而职工之家建设是化解这些矛盾的有效途径。

2013 年初，时任院长周琦让医院工会主席胡春思考，如何加强医院精神文化建设，凝心聚力。当值此时，富士康工会主席杨建华（前重庆市基层组织部部长）到医院对工会干部进行培训，讲到职工之家建设的内涵和精髓。通过这次培训，医院认识到职工之家建设的重要性和必要性，正适合医院当时的发展需求。2013 年 10 月 28 日，医院正式拉开了职工之家（小家）创建的序幕。

---- **具体做法** ----

● **顶层设计　强基固本**

2013 年 10 月 17 日，为促进医院文化建设，以依靠职工办院为宗旨，根据重庆市总工会的要求，结合医院建院 70 周年和医院实际，医院工会出台了《关于创建"职工小家"促进科室文化建设的通知》，组建了以院长、党委书记为组长，其他院领导为副组长，行政职能部门主任为组员的建家领导小组，工作办公室下设在工会，负责具体事宜和督查，全院各科室落实相关工作，制订出建家目标、工作具体要求、职工小家评审、命名和奖励办法。从文件下发之日起，在全院启动"职工小家"创建活动，以建家活动为载体，以此推动医院精神文明建设，增强职工爱科、爱院意识，促进和实现医院高质量发展。

●● **创新务实　提升内涵**

重庆大学附属肿瘤医院工会自 2013 年开始创建职工小家以来，坚持以"勇创新、须务实、重交流、善总结、求发展"的思路推进小家建设，始终把建家工作纳入医院党建工作总体部署和医院发展"十四五"规划，与中心工作同规划、同部署、同推进、同考核，实现了职工小家创建的全覆盖,极大地增强了科室的凝聚力、向心力,职工的获得感、归属感、幸福感明显提升。

大胆探索、创新职工小家创建模式,围绕"家"做文章,营造"家"的氛围,做实"家"的内容,树立"依靠大家建小家、建好小家为大家"的理念。一是以科室为基础建小家,有科室就有家。目前全院共有59个职工小家。创新建家内容,凝练出具有浓郁家庭元素的"7小9有"作为建家必备条件(7小:小家家名、小家家规、小家家史、小家全家福、小家家庭户口簿、小家家庭影集、小家家庭专栏;9有:有家人、有经费、有温馨小屋、有活动、有制度、有宣传、有logo、有微信、有文创产品)。二是结合医院实际,拟定《重庆大学附属肿瘤医院合格职工小家验收考核标准》。根据上级文件精神,坚持每年验收、每年召开职工小家推进会、每年进行表彰,并根据小家的实际验收情况不断完善考核标准。

不断丰富文明小家、温暖小家、效益小家、民主小家和安康小家的建设内涵。一是以教育好职工为首责,强化思想政治引领,建设文明小家。开好家务会,打造学习型小家,坚持每月召开一次家务会,将党的方针政策、党风行风、人文、安全知识等内容融入家务会中进行认真学习、讨论和落实。开展形式多样的寓教于乐的家庭主题活动,丰富小家成员的业余文化生活,激发小家活力,推进文化育人见实效。二是以爱护好职工为重点,让人际关系家庭化,建温暖小家。以家的魅力感染人、以家的温情凝聚人,营造充满关爱的人文环境。工会牵头,各职工小家严格执行"6553"慰问访谈制度(6必谈、5必访、5必知、3必到),做到职工生病住院必看,职工生日必贺，职工有困难必帮，职工有重大事情必谈，职工有家庭矛盾必劝。建立访谈慰问记录制度，"小家访谈慰问记录本"详细记录为职工做好事、解难事。还将全院 465 名退休职工纳入职工小家的管理，让退休职工也能深切感受到家庭的温暖。热心公益，20 个小家对口帮扶忠县石子乡、城口县联丰村 20 名贫困留守儿童，落实"五个一"工程，每年 1000 元慰问金、每年一次家访、每年一封家书、每月一次电话、每个孩子一本成长相册，帮扶孩子至高中毕业，充分彰显全院职工大爱无疆的情怀。三是以培养好职工为己任，强化技术技能提升，建效益小家。围绕医院临床能力建设，营造职工技能大比武、大比拼的氛围，在院级技术大比武的基础上，各职工小家结合科室实际，开展"一科一特色"技能大练兵系列活动。紧跟新时代医学发展动态，走出去、引进来，以开放包容的心态加快建设知识型、技能型、创新型医教研全能的职工队伍。四是以维护好职工合法权益为核心，履行维权职能，建设民主小家。营造宽松和谐的民主环境，群策群力促进医院的发展。维护小家成员的知情权、参与权、表达权、监督权。各小家建立家务公开制度、设立家务公开专栏，定期召开家庭会议听取职工对小家发展的意见和建议。民主选举工会小组长，工会小组长列席科室领导小组会议，参与小家重大问题的讨论与决策。五是以关心好职工为出发点，树立安全意识，建设安康小家。教育小家成员遵守国家法律法规，筑牢廉政思想防线，组织开展消防安全演练、应急演练等培训，筑牢安全生产防线；关心职工身心健康，将家庭成员的身心健康管理工作纳入小家工作计划。

●●● 特色举措　凝心聚力

一是为增强全院职工健康防护关口前移的意识，树立正确的健康观，医院工会组织召开专题研讨会，制订并出台《职工健康管理方案》，将小家职工体检完成率纳入科室目标考核，并拟订一系列健康促进措施，医院领导倡议，肿瘤医院职工不得中晚期肿瘤；还为全院职工（正编和非编）购买全额互助险，并针对性开展形式多样的健康促进活动，切实关心全院职工的身心健康。

二是医院直属于重庆大学之后，医院领导和工会为解决本院青年职工子女入读重大附中和附小事宜，多次与沙坪坝区教委、重庆大学相关部门沟通协调，为大家谋取最大福利，尽全力为职工解决后顾之忧，提升职工的幸福感和归属感。

---→ **典型案例** ←---

● 肿瘤放射治疗中心"雁之队"

从 2013 年开始建家到现在，肿瘤放射治疗中心"雁之队"小家也已创建十年，每年在医院总的方针指导下，紧紧围绕主题建设开展了职工小家"九有家园""五家一建设"系列活动。小家设有"温馨小屋"、党员活动室、读书角、电冰箱、微波炉、沙发等，还设有休息吧台、乒乓球场等娱乐休闲小天地。点滴之爱、浸润心田，关心慰问结婚、产子、生病职工，为职工送去小家温暖，对外设有技术交流、科普进社区、技能比赛等。开展系列品牌活动，如"雁歌行，雁齐飞"新春联欢晚会、"春暖花开，大雁回归"运动会、"最美雁之声，悦动我青春"歌唱比赛、"浓情端午，笔墨幽香"端午活动、"一花一世界，光影共相约"摄影展、"书香伴我行，诗眼向远方"读书会、"月是故乡明，天涯若比邻"中秋团圆会、"春风化细雨，温暖小家情"生日会、"文武比拼，大雁齐飞"技能操作比赛。开展系列公益活动，如"H28 治愈星球"儿童病房系列活动，"科普进社区"系列活动，每月举办"鸿雁话放疗"科普讲座，"精准扶贫"对点帮扶留守儿童及贫困户，"癌症防治宣传周"系列活动，"快乐马拉松，和谐雁之队"义跑募捐活动，"鼻咽癌康复联谊会"主题活动，"重庆肿瘤放疗"公众号动态更新科普知识，出版"漫说放疗"系列丛书，制作疾病健康宣教手册及视频。

十年里，"雁之队"小家人心凝聚、团结奋进，打造出属于"雁之队"的特色名片。通过小家建设打造出一个特色明显且具有文化气息的工作、交流空间，小家成员们团结、谦逊、奋进，小家凝聚力得到提高，为科室迈向更高、更强、更远的发展作出了铺垫。

十年来，他们做大、做强，"雁之队"小家荣获"重庆市模范职工小家""重庆市模范职工小家示范单位"等荣誉；小家成员从1982 年的 80 人到现在的 260 人，一代代放疗人不断发展壮大，从重庆市放射肿瘤学重点学科到国家级临床重点专科。现放疗中心是重庆市目前设备最完善、各种放疗技术开展最全面的放疗专科，是重庆大学、重庆医科大学、广西医科大学研究生培养基地。

●● **乳腺肿瘤中心"粉红之爱"**

医院乳腺肿瘤中心"粉红之爱"小家成立于 2014 年，现有小家成员 117 名。建家以来，他们积极探索小家建设的新思路、新方法，创新联动，加强职工的民主意识，不断丰富小家的文化内涵。经过九年的创家建设，培养了职工的凝聚力，增进了职工的感情，取得了一定的成绩。围绕"九有家园""五家建设"开展"安全行、强技术、暖人心、重民主、树新风"等系列活动，围绕主题，深入五家建设，树立小家品牌。在元宵节、三八妇女节、端午节等特殊节日开展"向阳而生，康复同行"蝶康沙龙系列活动；"5·12"国际护士节、医师节、重阳节开展庆祝活动，让小家成员、退休职工感受家的温暖；同时为保证医疗质量安全，每季度开展"绽英姿、竞风采"技能大比武，提升小家成员的综合素质。全体粉红之爱小家成员不断努力，锐意进取，不懈奋斗，已拥有一个集民主、文明、温馨、效益、和谐为一体的幸福小家！正如家训所言：慎独而心安，主敬则身强，求仁则人悦，习劳则神钦！小家成员定会不忘初心，砥砺前行，将乳腺肿瘤中心建设成为专科特色突出、学科技术领先、科研教学成果先进的整体实力处于市级领先、西部一流并在全国具有一定影响力和学术地位的乳腺肿瘤诊疗中心。

工作成效

自职工小家创建工作启动以来，医院工会坚持每年召开职工小家推进会，组织职工小家验收及评先选优，保证了职工小家创建的可持续发展，在全院营造出了积极向上、风清气正的良好氛围。小家建设获得了职工的认可，连续 6 年会员评价满意度均在 98% 以上；获得了同行的认可，9 年共接待市内外 200 多家单位来医院工会交流职工小家建设；获得了上级的认可，医院工会荣获"全国模范职工之家""全国职工书屋""重庆市模范职工之家示范单位"等荣誉称号；肿瘤放射治疗中心"雁之队"小家荣获"重庆市模范职工小家示范单位"；头颈肿瘤中心"长颈鹿的天空"小家、重症医学科"重情重医"小家等 14 个职工小家荣获"重庆市模范职工小家"称号；血管与介入科"血影传奇"小家、健康体检筛查中心"人健仁爱"小家等 18 个职工小家荣获"重庆教科文卫体工会先进职工小家"称号；周琦、吴永忠、张维同志先后荣获"重庆市先进工作者"，胡春同志荣获"重庆五一劳动奖章""重庆市最美娘家人"，江跃全、李蕊、曾晓华同志荣获"重庆五一劳动奖章"。

——◆ 经验展望 ◆——

综上所述，重庆大学附属肿瘤医院职工小家创建可持续发展，是因为把建家工作纳入医院党建工作整体部署，院党政领导高度重视，将小家文化建设作为医院文化建设的重要载体，同时将小家建设纳入医院目标考核，在组织和经费上给予有力保障；在医院核心文化凝练下形成了极具医院特色的家文化品牌，形成系列规范有效的评家管家制度，建家工作才能得到广泛认可。新时代、新目标、新征程赋予我们新的使命，接下来，医院要不断拓展建家的广度和深度，不断丰富内涵方式，不断完善制度机制，提高医院职工小家建设的辨识度、知名度和美誉度，真正把院工会建设成为广大职工有事想得起、办事找得到、有难靠得住的"职工之家"，助推医院高质量发展。

安全文化

01
全方位立体化安防
体系建设的实践

/

安全保卫部

安全是医院发展的根本，医院高质量发展需要稳定的环境。传统安防体系的密集型劳动、粗放型管理已难以适应社会发展的步伐。探索创新安全管理模式，以人防为基础、物防为保证、技防为核心，运用现代科技手段建立系统科学、高效智慧的高水平、全方位立体化防控体系，实现以新安全格局保障新发展格局。

→← 建设背景 →←

● 安全面临的挑战

现代医院的安全问题越来越引起人们的重视和关注，社会对医院安全管理工作反映强烈。现代医院高质量发展也给医院的安全保卫工作赋予了新的职能、新的要求，其工作内涵更为广泛。同时，医院安全管理面临诸多问题与挑战，政治安全风险、社会稳定风险、医患矛盾风险、安全生产风险等安全形势日益严峻；安全意识不强、岗位责任不明、边界划分不清、制度预案不齐等导致安防体系不够完善；安防设备多且独立运行、运维繁杂管控压力大、事后追溯难取证难等诸多问题暴露出信息化程度不足、管理手段落后、应急处突能力弱等问题。为此，必须加强医院安防体系建设，创新安全管理方式，运用现代科技手段，提升预警能力，实现智能治理深度应用，最大限度防范预警危险因素，以满足医院安全管理的新需求。

●● 安防建设总体架构

◆ 1. 政策依据

根据《关于推进医院安全秩序管理工作的指导意见》《关于加强医院安全防范系统建设的指导意见》等国家政策要求，以安防体系建设为载体，应用现代科技手段，加强防控体系建设并提升预警能力，以保障医院安全和稳定运营。

◆ 2. 建设目标

以医院安全防控体系建设为载体，提升医院安全秩序管理法治化、专业化、智能化、立体化水平为建设思路。通过以网格化、专业化、科学化、规范化、现代化手段为抓手，构建全方位、全覆盖、多层次、多维度的安防管理体系。网格化管理将强化管理的精细化和智能化，专业化管理将提升管理的专业性和针对性，科学化管理将确保管理的科学性和系统性，规范化管理将加强管理的规范性和标准化，现代化管理将保证管理的现代化和信息化水平。

◆ 3. 信息技术

通过智能化技术和系统，对医院安全管理全过程进行实时监控、数据分析和决策，实施高效的全程精细化、数智化的管理，有助于提高医院管理的透明度、可视化程度和科学决策。

--- → **实施过程** ← ---

2018 年起，我院充分发挥专家团队的专业性和经验，以课题研究的方式，分步组织实施，大安防体系建设在卫生系统起到引领示范作用。

● 组织架构顶层化

◆ 1. 网格化管理

依据"渔网理论""圈块格线点"，建立顶层设计的医院安全委员会，实行网格化管理，可以将复杂的管理任务分解成多个简单的任务，实现安全机构健全、部门分工明确、各级职责清晰的管理模式。

◆ 2. 责任制管理

依据犯罪地理学意义上的防卫空间理论，成立各级安全委员会，在楼宇楼层、部门单元的基础网格内，构建防控网格责任区，实施严格的监督考核机制。

◆ 3. 联动机制

依据共同体理念实施安全—医疗—后勤内部三联动，政府—公安—企业外部三合作的联动机制，内外联动，相互协调，合作响应，有利于实现责任制管理和科学化管理，提高管理效率和管理质量。

●● 强化体系内涵建设

◆ 1. 管理团队专业化

安全管理政策性、专业性非常强。培育安全管理团队，让专业的人做专业的事情。创新选聘方式，组建专家技术团队，为医院提供优质安全的咨询和技术服务。

◆ 2. 管理方法科学化

运用科学管理学方法，对关键点进行风险评估、灾害脆弱性分析，准确掌握风险点，引入质量改进概念，持续质量改进，优化安全流程、制订应对措施，实施管理方法科学化。

◆ 3. 管理制度规范化

建立规范的管理制度，旨在规范和约束安全管理工作的流程和方法，确保每个环节都能得到有效的监督和管理。促进有制度、有落实、有改进、有反馈、有提高，安全治理能力显著提升。

◆ 4. 预防机制常态化

建立安全风险双重预防机制，组织安全风险辨识评估，查找堵点、难点问题，以风险为核心，确定重点部位，超前防范隐患，明确层级负责人，强化一线岗位人员"两单两卡"。以排查为核心，排查治理管控痛点、漏洞，超前整治隐患，对新发风险点，再次分级管控，完善制度预案，形成闭环管理。降低安全风险和事故发生概率，提升安全防御的安全韧性。

◆ 5. "三防"建设现代化

人防、物防、技防的"三防"建设是医院安全建设的基础。医院突出以人防为基础，强化人员培训，确保人员的安全意识和技能能够满足现代安防管理的需求。以物防为保障，建立规范的安全制度和标准操作程序，确保安全措施的有效性强化规范执行。以技防为核心，运用前沿科技，建设智慧安防系统是安防体系建设的特色。

●●● 构建智能化防控体系

◆ 1. 建智能管理平台

因地制宜，科学提出"利旧融合、智能高效"的建设思路，建设完成安防智能综合管理平台和运维管理平台，实现"视频高清化、模块智能化、数据可视化、系统集成化、全程互联化"建设目标。

◆ 2. 挖数智化应用

运用人工智能、大数据、物联网、云计算等新技术，解决传统系统孤立、数据孤岛、巡检困难、故障频繁等问题，将安防、消防系统融为一体，实现安防和消防的联动响应。充分运用视频可视可控等功能,实时监控报警部位情况,实现园区安全状况一图呈现,实现智能研判、实时报警,超前预防,多角度、多层面创新安全管理的具体实施策略,极大地丰富体系建设内涵。

→ 建设成效 ←

● 建设效益明显

◆ 1. 管理方式

转变落后的安防管理方式,建立高效的管理和预警方式,运用科学管理方法规范制度。现代安防技术、安防管理体系日趋完善,实现安防系统全方位融合,使安全管理数据模块智能化、系统集成化、全程互联化,形成数据治理全流程的 PDCA 循环,智能化 + 可视化成为医院管理决策的主要依据。

◆ 2. 社会效益

一是保障医院健康高质量发展。通过安防系统建设大幅度提高医院整体安全防控水平及安全治理能力。二是实现安全生命周期管理。为医院提供安全保障、能源管理大数据服务。三是探索可借鉴、可复制的科技引领,专家服务新型合作模式。四是得到上级的肯定和同行的认可。智慧安防系统的完成得到了重庆市消防救援部门、重庆市卫生健康委员会、行业单位的高度认可,接待各省市 300 多家医院,来院参观学习。实现人防 + 物防 + 技防的结合,成为建设平安医院、智慧医院的助推力量,尽显"智慧"优势。

◆ 3. 管理效益

通过安防体系建设，解决医院各级人员履职尽责面临的实际问题。一是厘清安防责任。明确各级人员责任，实现智能设备对在岗人员、运行设备、工作场地的在线管理。二是安全关口前移。实时探测、智能管控、实时预警、智能研判，实现安全隐患的早发现、早预防。三是减少事故发生。智能安防系统运行与三防结合，火灾隐患、设备误报警率等明显减少，实现精准防控。四是快速响应。集中监控，多种方式预警及报警信息推送至各级管理人员能及时有效响应，提升应急救援能力。

◆ 4. 经济效益

本着实用性、安全性、开放性、稳定性、易操作、扩展性的原则，一是降低运行成本。整合分散监控室，建应急指挥中心，减少运行成本。二是减少人力成本。将分散的安防设备集中管理，智能化改造，实现实时监控，线上智能巡查，人员重点检查，减轻劳动强度，节约人力费用，提高预警能力。三是减少整改费用。依托智慧安防系统通过无线互联网将数据传输至物联网信息平台，无须布线，实现智能预警报警，节约隐患整改费用。

●● 学术引领做项目就是搞学术

医院秉承学术治院的理念，致力于学术交流和课题研究，产学研成果丰硕。获得了第六季中国医院管理奖优秀奖、中国医院物联网应用十大落地应用优秀案例，荣获 6 项国家版权局计算机软件著作权，并发表了 20 余篇高质量学术论文，分别在《中国数字医学》

《睿医界》等刊物发表，同时获得了《健康报》等媒体的宣传报道，承办重庆市、全国协会安全管理论坛。荣誉的取得与团队的不懈努力和技术创新是分不开的，探索医院安全体系建设是永恒的课题，永无止境。

—— 经验与展望 ——

安防体系建设是提升医院安全韧性的重要途径。各级领导的重视是重要保障，科学的管理方法是关键，运用前沿技术是途径，浓厚的安全文化是根本，专业的管理以及广泛的参与是实现安全管理的最大效益，为构建高水平医院安全防控体系而努力。